手术室护理制度与规范化管理

主　编　邢丽君　姚　兰　于　峰
副主编　李恩润　刘凤月

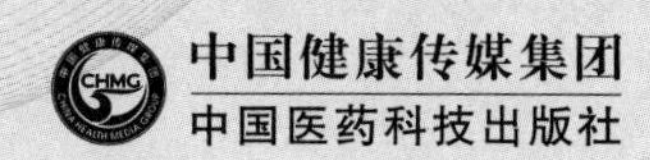

中国健康传媒集团
中国医药科技出版社

内容提要

本书详细介绍了手术人员分置、区域管理、药物管理等规章制度，要求各环节明确责任、相互配合，严格遵守规章制度。通过明确护理规程、规范操作流程，减少人为错误和疏漏，降低手术风险。同时，强调对新进护士的岗前培训，加强手术团队的协同沟通和协作，确保手术过程的安全与顺利。本书内容简练、精确，力求与时俱进，为临床手术安全保驾护航。

手术室护理制度的建立和有效实施，最终将落实于术者、助手、器械护士、巡回护士和患者之间的信任，确保手术室各项工作有序进行，为患者提供更加安全高效的医疗服务。

图书在版编目（CIP）数据

手术室护理制度与规范化管理／邢丽君，姚兰，于峰主编. -- 北京：中国医药科技出版社，2024. 11.

ISBN 978 -7 -5214 -4863 -4

Ⅰ. R472. 3 -65

中国国家版本馆 CIP 数据核字第 2024QE8649 号

美术编辑 陈君杞

版式设计 友全图文

出版 **中国健康传媒集团** | 中国医药科技出版社

地址 北京市海淀区文慧园北路甲 22 号

邮编 100082

电话 发行：010 -62227427 邮购：010 -62236938

网址 www. cmstp. com

规格 787mm × 1092mm 1/16

印张 12 1/4

字数 235 千字

版次 2024 年 11 月第 1 版

印次 2024 年 11 月第 1 次印刷

印刷 河北环京美印刷有限公司

经销 全国各地新华书店

书号 ISBN 978 -7 -5214 -4863 -4

定价 49. 00 元

获取新书信息、投稿、为图书纠错，请扫码联系我们。

编委会

主　编　邢丽君　姚　兰　于　峰

副主编　李恩润　刘凤月

编　者（按姓氏笔画排序）

于　峰　王　静　王玉洁　兰　爽

邢丽君　邢利杰　刘凤月　杨雪晶

李　娇　李恩润　李菊红　李晨爽

张文轩　武亚军　金秋霞　郑清耀

赵　欣　赵东旭　姚　兰　聂　娟

高　伟　康毓玲　谭昆媛

序 Foreword

无论在医院还是在医疗领域，手术室无疑占据着举足轻重的地位，这个平台的发展壮大对医院的发展起着强大的支撑作用，而手术室护理工作的特殊性对严谨规范的管理及更佳的管理模式也不断提出与时代发展相符的更高要求。

随着医学科学的飞速发展，手术室护理管理理论、护理观念、护理模式也在不断更新与演进；在这样的大背景下，手术室服务的各手术科室及有舒适化需求的科室对手术室基于安全高效的管理、护士专业技术配合水平的期望也随之增高，不断学习、不断提升、不断总结与改进，是手术室护理必须做到的。

手术室不仅是技术精湛的外科医生施展才华的舞台，是麻醉医师和外科医师高水平配合的地方，也是手术室护士通过高效、专业、规范的配合，以期更好帮助患者安全、顺利完成手术治疗并助力患者康复更好的圣地，对手术室护士而言要求非常高，不仅需要精通各手术专科知识，娴熟掌握手术配合技术，更需要具备科学严谨的管理理念和更好的专业素养。

《手术室护理制度与规范化管理》一书，正是基于这样的理念应运而生。书中详细阐述手术室各项规章制度、各级人员职责、质量管理的要求、安全感控管理要求及重要性等内容，旨在为手术室护理人员提供更加规范、全面、实用的工作指导手册。本书通过对手术室人员管理、环境管理、物品管理的相关制度，阐述确保手术室工作安全有序进行的重大要求、重要条件及各级人员的岗位职责，确保工作人员各司其职、按照规范做好本职工作；而书中强调的手术室护理工作质量控制，尤其是感染管控将很好地保障手术过程的安全实施。

这是一本管理制度的汇编书籍，凝聚了众多手术室护理同仁的心血和智慧，是诸位编者多年实战经验的总结和提炼。希望通过学习并在实践中检验，进一步提升手术室护理人员的专业素养和技术水平，进一步明确为患者提供更加安全、高效的医疗服务的方向。

在此，谨向从事手术室护理及管理的同仁们推荐这本书，希望它能够成为您在手术室进行安全、高效医疗实践的参考。让我们一起努力，为保障手术患者的安全与努力达成术后康复的希望护航！

北京大学国际医院院长、党委书记

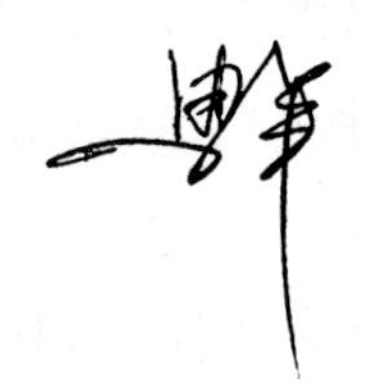

前言 PREFACE

手术室作为医院的核心部门，承载着挽救生命、治愈疾病的重要使命，工作人员的严谨态度、安全操作、高水平技能和高效执行至关重要。随着医学科技不断进步和对医疗需求的日益增长，手术室科学管理显得尤为重要。本文详细介绍了手术室护理制度和规范化管理，为手术室安全、高效运行提供了制度保障。

手术室护理制度和规范化管理的建立，对保障手术过程中各项操作规范，减少人为错误和疏漏，助力提高手术成功率，降低手术风险无疑意义重大；通过制定护理标准和规范的操作流程，护理人员能够明确工作规范，从而在不断提升护理质量的基础上提高效率，为患者提供更好的医疗服务。规范化管理有助于明确各岗位职责和协作方式，加强手术团队间沟通和高效合作，确保手术过程的安全与顺利。

《手术室护理制度与规范化管理》详细介绍了手术室人员管理、环境管理、物品管理等各项规范制度、手术室应急预案以及手术室第三方管理等内容，文字简洁、精炼，内容在实用基础上力求与时代发展精进，力求成为临床手术室护士的重要案头参考书。

不断推陈出新，手术室护理制度与规范化管理的建立和有效实施，是保障手术安全、提高护理质量的重要举措。我们期待进一步明确管理制度和操作规范，通过加强团队协作和人员培训，确保手术室各项工作安全有序进行，为患者提供更加安全、高效而富有温度的医疗服务，为推动医疗服务质量持续提升发挥重要作用。

北京大学国际医院麻醉科手术室

目录 CONTENTS

第一篇 手术室规章制度及管理规定

第二篇 临床手术室知识题库

第一篇 手术室规章制度及管理规定

第一章 手术室人员管理

第一节 手术室护士素质要求规范

一、目的

明确手术室护士这个特殊岗位上所需具备的素质，通过加强相关训练以增强其适应能力和耐受能力，保持健康的心理素质，确保他们胜任长期紧张的工作。

二、适用范围

手术室、心导管室、介入手术室及其他实施有创检查及治疗的部门。

三、术语

手术室护士素质要求 涵盖了护士在职业素养上的全面表现，不仅涉及仪表风度、言谈举止等外在形象，更强调道德品质、业务能力等内在素质的综合体现。

四、管理规范

1. 思想素质 应具备良好的医德和奉献精神，有自尊、自爱、自强的思想品质。热爱护理事业和手术室工作，对患者有高度的责任感和同情心，在工作中做到忠于职守，遵章守纪，严格执行无菌技术操作规范。

2. 职业素质 掌握全面扎实的医学知识、技能，丰富的临床经验及急救知识、各种仪器设备的安全、正确使用方法。

3. 身体素质 鉴于手术室工作紧张性、繁忙性、精神高度集中、劳动强度大、工作时间长且不规律，具有紧迫性和连续性特质，手术室人员须加强身体锻炼，有健康的体魄。

4. 心理素质 手术中配合需思想高度集中，时刻关注患者手术进展情况，抢救患者时积极应对，具备反应敏捷、灵活主动、适应能力和耐受力强的心理素质，严格、高效、准确执行医嘱。

5. 协调沟通与团队合作精神 工作尽职尽责、团结同事、优质配合各类手术，有协调各科室手术相关问题的能力。

6. 科学文化素质 拥有扎实的基础理论知识与基本操作技能，手术相关知识面广，不断深化知识内涵、拓宽知识面，知识及时更新。

7. 慎独精神 要求在独自工作无人监督的情况下，高度自觉，按照手术室工作规定及道德规范开展工作。

五、操作规程

1. 参加手术人员需具有高度爱伤观念和认真负责精神，保持严肃的工作态度和严谨的工作作风，坚守岗位，认真履行职责。

2. 严格执行手术室着装要求，保持仪表端庄，在工作岗位上不得大声喧哗，保持肃静。

3. 严格遵守劳动纪律，不迟到早退，认真做好手术前准备、手术中配合、手术后整理工作。

4. 坚持保护性医疗制度，尊重患者隐私，手术中不谈与手术无关话题，并妥善保管医疗护理记录文书。

5. 严格执行岗位职责，确保正确执行各项手术室护理操作规范流程，以保证患者安全。

6. 严格执行三方核查及其他查对制度、药品使用管理制度、无菌操作及消毒隔离制度。

第二节　手术室准入制度及流程

一、目的

加强手术室安全管理，建立严格的手术室人员准入制度，以防止非相关人员进入，确保手术室安全。

二、适用范围

手术室护理单元。

三、术语

手术室准入人员　分为临时准入人员和长期准入人员。临时准入人员指临时或短时间进入手术室参观学习或观摩手术人员、后勤维修人员。长期准入人员指在手术室长期工作人员。

四、管理规范

1. 长期准入人员经相关行政部门审核批准，经培训后方可进入。

2. 参观学习或观摩手术人员、后勤维修人员经相关部门审批，并经过培训后，方可进入。

五、操作规程

1. 参加手术人员的准备

（1）长期准入人员　参加手术人员及与手术有关的工作人员持长期固定卡，可直接进入手术室。

（2）临时准入人员　被相关部门审批并完成登记，抵押工卡或有效证件，领取临时卡，方可进入。

2. 患有急性上呼吸道传染性疾病，皮肤疖肿、皮肤渗出性损伤等处于感染期的人员，严禁进入手术室限制区以防止交叉感染。

3. 临时进入手术区流程　交员工卡或有效证件、登记→领取临时卡→脱鞋进入更鞋区→刷卡取出手术室专用拖鞋，更鞋→智能衣柜刷卡取衣→更衣室刷卡开柜更衣→进入手术室

4. 更衣室内禁止吸烟、贵重物品随身携带。用物放入指定位置、禁止乱挂乱放、手术服装使用后需按时归还至指定地点。

5. 离开手术间时应将当台手术衣投入本手术间指定的黄色垃圾桶内。

离开手术室时，刷手服放于更衣室智能衣物回收机平板，并刷卡还衣→口罩帽子投入更衣室黄色垃圾桶内→换衣→拖鞋放于更鞋区智能回收柜平板上，刷卡还鞋→智能鞋柜刷卡取鞋→走出更鞋区，换自己的鞋→退还钥匙，登记时间，取回工卡或有效证件。

6. 手术人员的管理

（1）参观人员或厂家人员应遵守规定，只能观摩指定手术间手术，不得随意走动至其他手术间。

（2）工勤人员应严格在指定区域活动，不得违反规定，以确保手术室环境的整洁与安全。

第三节　手术室人员更衣管理制度

一、目的

本制度旨在为手术室内的医护人员（含实习生、进修生、参观人员等）提供关于手术服装穿着的规范性指导，保护患者和工作人员安全，进一步降低手术部位感染风险。

二、适用范围

手术室护理单元。

三、术语

1. 手术室内穿着的服装　包括刷手服、手术衣、外科口罩、手术帽、保暖夹克、个人防护用品及工勤人员指定工作服等。

2. 外出衣　指工作人员外出时所穿着的专用服装。

3. 参观衣　指非手术人员进入手术室但不进入手术间，临时处理事务时所穿着的服装。

四、管理规范

1. 工作人员由专用通道进入手术室，在指定区域内更换消毒的手术服装及拖鞋，戴外科口罩、手术帽进入限制区、半限制区。

2. 手术室穿着的服装应保持清洁干燥，一旦污染及时更换。

3. 工勤人员指定工作服应使用紧密编织、落絮少、耐磨性强等特点的面料，而且符合舒适、透气、薄厚适中、纤维不易脱落、不起静电等要求。

4. 手术室内需穿防护拖鞋，防止足部被患者血液、体液污染或被锐器损伤。拖鞋应具备低跟、防滑、易清洗消毒等特点。防护拖鞋应一人一用一清洁。

5. 医务人员穿着保暖夹克为患者操作时，应避免夹克污染操作部位。

6. 刷手服、保暖夹克在每天使用后或污染时，统一还于更衣室智能回收系统。

7. 消毒后的刷手衣由工作人员根据型号放于智能发衣柜内，工作人员刷卡取衣。

8. 外科口罩一旦被污染物污染或可疑污染时，应立即更换。

9. 外出衣应保持清洁，定期更换、清洗、消毒。

五、操作规程

1. 进入手术室工作人员，应先进行手卫生，再更衣。

2. 手术帽应每天更换，污染时应立即更换，要求遮盖所有头发，若使用布帽，应每日进行清洁消毒。

3. 更衣要求

（1）刷手服上衣应系入裤内。

（2）内穿衣物不能外露于刷手服或参观衣外，如衣领、衣袖、裤腿等。手术室的刷手服、手术衣不应在非手术科室使用。

4. 不应佩戴不能被刷手服覆盖的饰物（戒指、手表、手镯、耳环、珠状项链等），不应化浓妆、美甲。

5. 正确佩戴外科口罩

（1）将口罩罩住口、鼻及下巴，口罩上方带系于头顶中后部，下方带系于颈后。

（2）将双手指尖放在鼻夹上，从中间位置开始，用手指向内按压，并逐步向两侧移动，使塑形条贴合鼻梁。

（3）口罩不可悬挂于颈部。

6. 摘口罩方法

（1）不要接触口罩外面（污染面）。

（2）先解开下面的系带，再解开上面的系带。

（3）用手仅捏住口罩的系带丢至黄色垃圾桶内。

（4）外科口罩摘下后应及时丢弃，摘除口罩后应洗手。

7. 工作人员出手术室时穿外出服，更换外出鞋。

第四节　参观人员管理制度

一、目的

鉴于医院手术室面积较大，分区复杂，所有参观手术室人员，须遵守参观流程，确保医疗工作的顺畅进行，避免安全隐患。

二、适用范围

手术室护理单元。

三、术语

临时或短时间进入手术室参观学习或观摩手术人员。

四、管理规范

进出手术室参观人员必须严格遵守手术室各项规章制度。

五、操作规程

1. 手术室一般不接待参观人员，确需参观人员须提前申请，医院相关部门批准并征得手术室护士长同意后方可进入。

2. 手术室严格限制参观人数，每个手术间最多不超过 3 名参观人员。

3. 参观人员进入手术室必须严格遵守医院准入制度及手术室人员着装管理规范。

4. 外科学习班人员须提前一日与手术室护士长联系，原则上分散手术间安排参观，参观期间不可在不同手术间走动。

5. 见习医生或护士进入手术室参观应由负责教师带领，在指定地点参观，不可随意走动。

6. 参观者应服从手术室工作人员管理，严格遵守无菌制度，不得在手术间来回走动或进入非参观手术间，不得离手术台过近（应大于 30cm），不可站的太高（不超过 50cm），以免影响无菌操作及手术正常进行。

7. 患者亲友、手术无关人员、特殊感染手术谢绝参观。

8. 患有急性上呼吸道感染、感染性腹泻、皮肤疖肿、皮肤渗出性损伤等感染期医务人员不应进入手术室限制区。

9. 与手术不相关物品原则上不能带入手术室，如需带入，需由保洁人员清洁、消毒后提供黑色垃圾袋装入方可带入。

10. 参观结束按规定归还衣、鞋并做好登记方可离开。

第五节　手术室护士长工作流程

一、目的

领导和管理手术室护理团队，确保患者安全与护理质量；监督资源配置与手术准备，促进团队协作与沟通；参与质量改进与教育培训，持续提升护理服务水平。

二、适用范围

手术室护士长。

三、术语

手术室护士长　手术室中承担领导地位的护士，负责协调和管理手术室中的护士团队，以确保手术室运行顺利及提供安全高质量的护理服务。在保证患者安全的同时，也为医疗团队提供重要的支持和协调。

四、管理规范

1. 具备5年以上的手术室工作经验，熟悉手术室的工作流程、操作规范及应急处理等方面。

2. 具备高尚的职业道德和奉献精神，热爱护理事业。

3. 良好的沟通技巧和人际交往能力，能够与医生、患者及其家属进行有效沟通，建立和谐的医患关系。

4. 熟练掌握手术室护理的专业知识，包括手术器械的使用、手术患者的护理、手术室的消毒隔离等。

5. 具备较强的组织管理能力、协调能力和领导能力，能够合理安排工作、调动团队积极性。

五、操作规程

1. 在护理部主任的指导下，负责手术室业务、教学、科研和管理工作。

2. 负责手术室工作计划和质量监控方案的制定、实施、检查、总结和持续质量改进以及绩效考核。

3. 负责手术室护理人员排班，根据手术室任务和护理工作的特点，对护理人员进行合理分工、严密组织和科学排班，保证各项工作协调运转，保证各种手术配合默契、成功。

4. 负责手术安全目标的监督管理，参与或指导手术：深入手术第一线，对大手术、复杂手术应亲自参加或指导护理工作，确保手术顺利进行。

5. 督促执行规章制度：督促各级人员认真执行各项规章制度和技术操作规程，特别是无菌技术操作规程，做好伤口愈合统计分析工作。

6. 消毒与监测：督促做好消毒工作，定期进行空气、器械和手的细菌培养，监测消毒效果，确保手术安全。

7. 管理药品与器材：负责手术室的药品、器材、敷料、卫生设备等物品的申领、报销工作，并随时检查急诊手术用品的准备情况，检查毒麻及贵重器械的管理。

8. 组织业务学习：负责组织本科室各级护理人员的业务学习，根据专科业务、技术需要，有计划地采取多种方式学习新业务知识、新技术操作和新仪器的使用等，并组织理论考试和技术考核。

培养护士素质：培养护士有连续工作的毅力和一丝不苟的精神，提高护理质量。

9. 每日进行护理跟班、护理查房改进护理工作质量；每月进行护理安全形势分析，确保护理安全。

10. 负责手术室日常管理，保持各手术间清洁、整齐、肃静和正常工作秩序。

11. 掌握本室人员的思想动态、业务能力和工作表现，提出考核、晋升、奖惩和培养使用意见。

12. 协调沟通

内部协调：协调手术室内部各岗位之间的工作，确保手术流程顺畅。

外部沟通：负责接待参观事宜，与相关部门和人员进行有效沟通，协调解决手术室运行中的问题。

第六节　手术室主班护士工作流程

一、目的

规范手术室主班护士的工作流程，以保证手术室工作高效、有序、顺畅地进行。

二、适用范围

手术室主班护士。

三、术语

手术室主班护士　指在护士长领导下负责每日手术室手术安排、根据情况随时进行手术间调整、人员调配、病理标本核对、患者入室身份确认及手术室内外各种事物的协调联络工作。

四、管理规范

1. 具备5年以上手术室工作经验。

2. 掌握医保政策和计算机技术。

3. 有较好的应急能力、组织管理能力、沟通交流能力、应急处理能力。

五、操作规程

1. 协助护士长做好手术室的行政管理工作，护士长不在时，负责做好科室护理管理工作。协助完成科室临时安排的工作。

2. 根据手术变化，进行手术间和手术室人员调配，核对患者信息，通知运送人员接患者，确保信息安全无误。通知相关人员做好术前准备。

3. 领导关系：手术室主班护士在护士长的领导下进行工作，同时发挥业务、教学、科研上的主导作用。

4. 手术安排：负责次日手术安排，及时完善手术轮次表安排，如有特殊情况及时与相关人员沟通协调，合理安排每台手术和每个手术间。

5. 信息记录：负责接听电话，如有特殊情况及时汇报；负责整理、保存各种存档资料，每月统计并上报手术量等；负责各类登记本的记录工作。

6. 环境管理：负责护士站及患者出入口环境干净整洁，保持工作井然有序。

7. 督促手术标本：督促手术标本的保留和及时送检，确保医疗过程的完整性，督促配送人员及时送检。

8. 费用管理：负责核查每日手术费用。

9. 督察质量检测：检查每日护理记录单完成情况，术前访视完成情况。

10. 填写白班交班内容，与夜班护士进行交接。

第七节　手术室器械护士工作流程

一、目的

规范手术室器械护士手术配合工作行为，有利于器械护士手术配合工作的标准化管理。

二、适用范围

手术室器械护士。

三、术语

手术室器械护士　指手术中在手术台上配合手术工作的护士，负责手术前的准备、手术中的配合和手术后的整理工作，还要有高度的责任心，能够及时准确的处理好手术台上突发的应急情况，具有慎独精神，保证无菌操作。

四、管理规范

1. 任职资格

（1）具有民事行为能力，符合国务院卫生主管部门规定的健康标准。

（2）取得有效的《中华人民共和国护士执业证书》，并按要求定期进行注册。

（3）热爱护理工作，踏实、认真、慎独，并掌握手术室基本知识技能。

2. 经过手术室专业培训。

3. 掌握人体解剖知识。

4. 熟悉手术物品准备要求和步骤。

5. 掌握无菌操作原则。

6. 掌握《无菌物品存放管理制度》《手术物品清点与管理制度》《手术室离体组织处理流程及查对制度》等相关管理制度。

7. 具有敏锐的观察力和良好的应变能力。

五、操作规程

1. 术前人员准备

（1）着装符合手术室规范要求，指甲长度不可超过甲床，以饱满的精神进入工作状态。

（2）积极主动配合手术，严密观察病情，做好应急准备。

（3）严格执行各项无菌操作并负责监督台上所有人员。

2. 术前物品准备

（1）术前一天根据手术安排，了解拟实施手术步骤、麻醉方式及患者相关信息（过敏史、生化检查等），手术特殊用物，必要时参加病例讨论、访视患者。

（2）备齐手术所需物品，包括无菌物品、外科洗手用品等。必要时请手术医生确认关键的器械和物品，如有疑问及时补充、更换。

（3）检查手术所需无菌物品及器械的灭菌标识和有效期。

（4）协助巡回护士安置患者、准备手术仪器设备等。

3. 铺置无菌器械台

（1）铺置无菌台前确认周边环境符合无菌技术操作要求；再次检查手术所需无菌物品及器械的灭菌标识和有效期。

（2）执行手消毒后，再次核对所用无菌物品的名称、有效期和包外化学指示物，包装是否完好、干燥、有无破损。

（3）打开无菌持物钳，查看消毒合格情况，标注开启时间。

（4）打开无菌敷料包。第一层徒手打开；第二层使用无菌持物钳打开，检查包内灭菌指示卡合格，无菌器械台的铺巾保证 4 ~ 6 层，四周无菌单垂于车缘下 30cm 以上，并保证无菌单下缘在回风口以上。

（5）打开一次性无菌物品，用无菌持物钳夹持到无菌台上，或由穿无菌手术衣护士直接拿取到无菌台上。打开器械包检查包内灭菌指示卡是否合格，并与巡回护士核对。

（6）做好术前物品准备后，整理着装，提前 15 ~ 30 分钟刷手，穿手术衣戴无菌手套后进行器械台整理。未穿无菌手术衣及未戴无菌手套者，手不可跨越无菌区及接触无菌台内的一切物品。

4. 刷手上台

（1）按要求摆放器械和敷料（按照物品使用顺序、频率、分类进行摆放，方便拿取物品），检查器械性能是否良好及完整性。

（2）执行手术物品清点制度，与巡回护士共同清点台上物品。注意手术物品清点时机、清点原则及注意事项详见本篇第四章第三节《手术物品清点与管理制度》。

（3）遵循无菌技术操作原则，协助手术医生进行手术区域皮肤消毒，铺置无菌单，戴无菌手套（监督手术医生的消毒范围和无菌操作，如有不当立即指出并给予纠正）。

（4）与巡回护士连接好各种手术仪器，如电刀、吸引器、超声刀、冷光源等。

（5）关注手术进程，掌握手术步骤及主刀医生习惯，提前准备并正确传递手术器械，及时擦拭器械上的血渍。

传递手术器械的注意事项如下：

①传递器械前、后应检查器械的完整性，防止缺失部分遗留在手术部位。

②传递器械应做到稳、准、轻、快，用力适度，以达到提醒术者注意力为限。

③传递器械的方式应准确，以术者接过后无须调整方向即可使用为宜。

④传递拉钩前应用盐水浸湿。

⑤安装、拆卸刀片时应注意避开人员，尖端向下，对向无菌器械台面。

⑥传递锐利器械时，建议采用无触式传递，预防职业暴露。

⑦向对侧或跨越式传递器械，禁止从医生肩后或背后传递。

（6）对正在使用的器械、纱布、纱垫、缝针等做到心中有数，用后及时收回。

（7）监督手术医生对特殊器械及电外科的安全使用。

（8）负责手术台上标本的管理，严格执行手术标本管理制度，手术台上标本的管理原则如下：

①即刻核对原则：手术标本产生后，器械护士应立即与主刀医生核对标本来源及送检方式。

②即刻记录原则：标本取出并核对无误后，告知巡回护士或其他标本处理者应立即记录标本的名称及数量。

③及时处理原则：标本产生后告知巡回护士应尽快固定或送至病理科处理。

④三查八对原则：应根据手术情况，在标本产生时、标本处理时、标本交接时三个关键环节，对八项关键信息进行核对：患者姓名、住院号/病案号、标本申请单号、标本类型（组织器官、体液等）、标本名称、标本数量、标本标识、标本处理方式（固定后送检、送新鲜标本等）。

⑤双人核对原则：在标本产生时、标本交接时均应双人共同核对，如器械护士与主刀医生、器械护士与巡回护士等。

⑥手术台上暂存标本时，应妥善保管。根据标本的类型、体积、数量，选择合适的容器盛装，放置在无菌区域的安全位置，防止污染无菌台，并避免挤压或损坏，保持标本湿润，及时做好标识，以防止标本丢失、混淆。

（9）监督手术台上人员的无菌技术操作，严格执行手术隔离技术。保持无菌区域干燥整洁、不被污染，如有污染或可疑污染立即更换。

手术隔离技术如下：

①建立隔离区域：明确有肿瘤、污染、感染、种植概念；在无菌区域建立明确隔离区域；隔离器械、敷料放置在隔离区域分清使用、避免混淆。

②隔离前：操作切口至器械台加铺无菌巾，以保护切口周围及器械台面，隔离结束后撤除。

③隔离操作

a. 隔离开始：明确进行污染及有瘤操作时；消化道、呼吸道、泌尿生殖道等手术穿透空腔脏器时，以及组织修复、器官移植手术开始时即为隔离开始。

b. 隔离操作要求（建议遵循以下原则）：被污染的器械、敷料应放在隔离区域内，注意避免污染其他物品，禁止再使用于正常组织；切除部位断端应用纱布垫保护，避免对周围组织及器官造成污染；手术中吸引应保持通畅，随时吸除外流内容物，吸引器头不可污染其他部位，根据需要及时更换吸引器头；擦拭器械的湿纱布垫只能用于擦拭隔离器械。器械护士的手不得直接接触污染隔离“源”（隔离器械、隔离区域、隔离组织）；预防切口种植或污染的措施即取出标本建议用取物袋，防止标本与切口接触，取下的标本放入专用容器。

c. 隔离后操作（建议按照以下操作步骤）：

即撤：立即撤下隔离区内的物品，包括擦拭器械的湿纱布垫。

冲洗：术野被污染时，可使用未被污染的容器盛装冲洗液彻底清洗手术野。

更换：被污染的无菌手套、器械、敷料及擦拭器械的湿纱布垫等及时更换。

重置无菌区：切口周围加盖无菌单。

物品清点：手术中，污染与未污染器械应分开放置。清点手术物品过程中，应借助未污染器械辅助清点，不可用手直接接触隔离盘内器械。

（10）做好标准预防，正确传递锐器，防止发生锐器伤。如为特殊感染手术，按感染类别执行《医疗机构消毒技术规范 WS/T367－2012》相关处理规定。

（11）手术中原则上不调换洗手护士，特殊情况必须调换时，严格执行交接班制度，现场交接。

（12）完成第四次手术物品清点后，告知手术医生手术物品数目是否正确、完整。

5. 手术后处理

（1）关闭切口后器械护士与巡回护士再次清点所有物品并做好登记，核对无误后双人在护理记录单签字。

（2）协助手术医生包扎伤口，清洁手术区域皮肤，正确连接各种引流袋。

（3）遵循垃圾分类原则进行分类放置；器械按规定交接并登记签字，锐器物品放于污廊专用锐器盒内，杜绝随器械送供应室。

（4）手术结束到标本间检查本台手术标本，核查无误后在登记本上签字。

（5）连台手术，保证手术器械及清点物品清出手术间，再到无菌间准备连台手术器械。

（6）患者出室后呼叫保洁师傅进行彻底的清洁。如果该手术为感染手术，应视感染性质对术中所用物品器械和手术间进行相应的处理。

第八节　手术室巡回护士工作流程

一、目的

规范手术室巡回护士手术配合工作行为，有利于巡回护士手术配合工作的标准化管理。

二、适用范围

手术室巡回护士。

三、术语

手术室巡回护士　指手术中在手术台下配合手术工作的护士，全面负责患者出入手术室的安全，与外科医生、麻醉医生密切配合，能够高效、安全地完成手术任务，具有高度的专业素养和责任心。

四、管理规范

1. 任职资格

（1）取得有效的中华人民共和国护士执业证书，并按要求定期进行注册。

（2）手术室工作 3 年以上。

2. 具有较强的协调组织能力。

3. 具有高度的责任心和慎独精神，有敏锐的观察力和良好的应变能力。

五、操作规程

1. 术前准备

（1）手术前一天根据手术安排，了解拟实施手术步骤、麻醉方式及患者相关信息（过敏史、生化检查等），必要时参加病例讨论、访视患者，做好手术前宣教。

（2）确认手术所需物品、仪器、设备、手术体位用物等备齐，并处于功能状态。

（3）检查手术间环境，包括温度、湿度、照明、清洁状况等，符合国家规范要求，发现异常及时报修。清空上一台手术患者的所有物品。

（4）遵循一间、一人、一病历原则，每个手术间只能安置一位患者，并只能存放该患者的病历、资料。

（5）执行手术患者交接制度，做好与病房护士的交接，检查所带药物、影像学检查结果等，确认患者有无义齿、饰品、植入物等，并在交接单上签名记录。

（6）核对手术患者身份，采用两种以上核对方法。核对姓名、病案号、出生日期等，但不包括患者的床号或病房号。

①腕带扫描法；开放式提问法（患者或家属大声说出患者姓名、手术部位等信息）。不得采用腕带扫描等信息识别技术作为唯一识别方法，仍需口语化查对。确保五符合：手术通知单信息、手术病历信息、患者腕带信息、影像学信息和患者表达的信息完全符合一致。

②精神疾病、意识障碍、语言障碍、婴幼儿等特殊手术患者，应有身份识别标识（如腕带），同时由患者家属或陪同人员参与身份确认。

（7）患者转移至手术床时，先确认手术床和手术平车固定，再转移患者，告知患者不得随意移动，防止坠床的发生。

（8）做好患者的心理护理，减轻患者焦虑。

2. 手术开始前

（1）早交班后到恢复室核对患者姓名、性别、床号、腕带、手术间号及手术名称，核对无误后将患者推入手术间。

（2）进入手术间，巡回护士评估患者的全身情况，按手术患者交接记录单逐项交接，内容包括：患者身份、姓名、性别、年龄、床号、病案号、血液检查、手术方式、手术部位与标识。完成术前与病房护士的交接，内容包括术中带药、术中用物、病历完成情况、影像学资料、过敏史、手术前是否空腹、手术前备皮、手术区标识、体腔置管、血管通路、透析管路、面部妆容、活动义齿、患者衣裤、饰品是否摘除、皮肤情况，并由病房描述，病区护士签字，核对无误巡回护士签字将患者接入手术间，保证患者进入正确的手术间后方可协助患者移至手术床上，并适当约束患者，防止坠床。

（3）与麻醉医生、手术医生共同再次进行安全核查，无误后配合麻醉。

（4）根据手术情况在麻醉后留置尿管。

（5）器械护士刷手后，巡回护士协助其穿手术衣，并与其共同进行手术用物的清点，做好手写护理记录单及 PDA 扫描器械包条码登记。

（6）摆放体位前与手术医生、麻醉医生共同核对手术部位并做好皮肤保护，共同摆放手术体位。要求动作轻柔，防止发生组织损伤及体位性低血压，做好骨隆突处及眼睛的保护。

（7）将手术灯调至合适位置，放置好托盘和头架。

（8）手术野消毒时做好皮肤的保护，防止消毒液灼伤皮肤。

3. 手术中

（1）协助手术医生穿无菌手术衣，建立手术无菌区域。连接各种仪器管路并调至合适功率。

（2）与麻醉医生、手术医生共同再次进行安全核查，无误后手术开始。

（3）手术中随时观察患者病情变化、手术进展情况，配合抢救和供应物品，不得无故擅离职守。

（4）严格查对制度，手术开始前、关闭体腔前、关闭体腔后、手术结束后与洗手护士共同唱点无菌手术台所有物品。

（5）监督手术间各类人员的无菌操作，保持手术间安静整洁，做好手术间人员管理。

（6）做好各项核查工作，保障输液、输血、用药安全。

（7）根据手术需要取血、送冰冻标本等。

（8）提供手术台上所需物品，保管高值耗材。

（9）做好手术收费登记，及时与医生核实，手术结束后与医生确认收费并上传。

4. 手术结束

（1）手术结束后与麻醉医生、手术医生共同再次进行安全核查，无误后完成手术交接单及各项文书书写，携带患者所有用物，护送患者出手术间或护送到恢复室。

（2）接台手术，电话通知病区护士做好术前准备，与主班核对接台患者信息后，主班通知运送师傅接患者。

第九节 手术室物资班护士工作流程

一、目的

规范物资班护士的工作流程、明确工作内容，确保手术高效、安全、顺利进行。

二、适用范围

手术室物资班护士。

三、术语

手术室物资班护士 在护士长的领导下，负责手术器械、耗材等特殊用品的供应保障工作。

四、操作规程

1. 手术前一日准备

（1）手术前一日负责统计手术用物是否齐全，是否符合感控要求，厂家器械是否到位。统计次日手术器械并做好分配工作。

（2）工作日晨交班前，确认手术特殊用品准备完毕（如：各类镜头及贵重器械）。

（3）负责特殊手术用品相关事宜的通报。

2. 确保手术物品准备充分

（1）根据手术物品消耗情况，及时向供应室上报敷料类无菌包的需求，确保手术供应。

（2）根据手术物品消耗情况，及时请领消耗类耗材，如绷带、头皮夹、线锯、引流管、袜套、棉签、针头、驱血带、止血带、皮筋、吸耳球等物品，并下送供应室灭菌备用。

（3）根据次日手术申请单，及时联系专科院总督促厂家14：00前将次日手术器械送到手术室，在外来物品入口处进行交接、确认，无误后督促厂家人员及时下送供应室进行清洗灭菌。

（4）每日下班前与夜班护士交接班，内容包括专科特殊用物送消毒情况、次日手术器械准备情况，如有问题及时上报护士长。

（5）根据手术安排，每日向手术间发放镜头、精密仪器、特殊手术消毒物品。

（6）器械若有报废或损坏，及时负责更换及联系维修。

（7）根据每日手术情况及时调整器械的使用，及时与供应室沟通手术器械情况，保证手术及时供应。

（8）协助护士长及时联系厂家解决器械的报损、报修等问题。

（9）协助护士长做好各类物资的线上及线下申领流程，确保手术供应。

第十节　手术室值班护士工作流程

一、目的

规范手术室值班/节假日值班护士的工作职责、工作标准、以保证为患者提供全面、全程、主动、专业、人性化的护理服务。

二、适用范围

手术室工作日值班及节假日值班护士。

三、管理规范

1. 任职资格

（1）具有护士职业资格证。

（2）值班主班具有3年以上手术室工作经验，具备团队合作能力，能领导本班次人员及时有效的做出应对措施，能处理本科室护理相关事宜，有问题及时请示护士长。

（3）值班副班具有1年以上手术室工作经验。

2. 具备急诊及抢救手术的专业配合能力。

3. 负责当班期间手术室全面工作，坚守岗位，履行职责，不得自行换班、替班，严禁脱岗。

4. 节假日值班按照值班护士职责进行交接。

四、操作规程

1. 交接班

（1）白班主班与值班护士交接，包括择期手术完成情况，择期未接手术、急诊手术及次日手术情况，各类钥匙、值班手机及充电器，其他特殊情况及事件。

（2）特殊物品物资班护士与值班护士做好交接。

2. 急诊手术安排

（1）将择期未接患者“手术患者安排表”发放至各手术间巡回护士，由手术间巡回护士负责通知相关人员接患者。

（2）负责当班期间急诊、抢救等手术的配合工作，接到急诊手术通知后，立即联系相关人员做好准备，尽快安排手术。

（3）同时有两台及以上急诊手术，值班主班护士立即通知备班人员或（和）就近人员尽快到达。

（4）如有群死、群伤立即上报护士长并通知就近人员尽快到达。

（5）若手术需交接时根据《手术室护士交接班制度》认真做好交接，如手术出血多、清点难度大，接班者有权拒绝接班。接班后因交班不清，发生差错事故或物品遗失，应由接班者负责。

3. 环境管理

（1）检查核对当日手术标本、血袋情况，发现问题及时与相关人员联系并解决。

（2）接班时巡视手术室整体环境，检查所有区域门窗、水电、中心吸引、温毯、各种气体和净化系统关闭情况，锁好各安全门、电梯，排除安全隐患。

（3）监督值班运送、保洁、二级库人员的工作情况。

（4）次日交班前再次巡视各区域、手术间，按时打开层流净化系统、温毯，调节室内温度，检查辅助间的安全情况，保持清洁整齐。

4. 次日晨工作内容

（1）次日早晨值班主班护士负责核实首台手术患者信息，并通知运送师傅接患者入恢复室。

（2）值班副班护士协助当日急诊班人员完成入恢复室手术患者的输液工作，补充输液用物。

（3）值班护士认真填写交班本，要求字迹工整、清晰。

（4）由值班主班护士负责交班，内容包括：昨日常规手术结束时间、急诊手术情况、物品清点情况、标本检查情况、血袋检查情况、门窗水电检查情况、特殊情况的交班（如回路垫的安排、有压疮贴的患者、手术床充电情况、手术调整情况等）、对访视表中患者特殊情况进行交班（如假牙、过敏史、内植入物、皮肤评估情况及特殊情况说明等）。

第十一节　手术室三方工勤人员工作制度

一、目的

明确三方工勤人员工作时须遵守的规定，更好的实行各项管理规定。

二、适用范围

手术室护理单元。

三、操作规程

1. 自觉遵守医院及手术室的规章制度。服从安排，对有争议的安排先服从后上报，不得擅自离岗，不得迟到早退。

2. 爱护医院及科室的物品。

3. 着装整齐，符合手术室着装要求，更换专用衣裤、鞋、帽，去除首饰，头发不得外露。外出时更换外出衣、鞋。不得穿工作服出医院大门。

4. 精神振作、举止端正，工作态度不卑不亢。对待他人要有礼貌，尊重他人。严禁在手术室内大声喧哗。

5. 上班期间手术室内（包括更衣室）禁止吸烟、酗酒、会客及闲聊。

6. 各岗位工作人员应积极主动做好各项本职工作，不得拖拉、推诿。

7. 手术室内严禁私自传带患者资料和私人物品，确保信息的安全和隐私。

8. 对捡拾到的物品（如手机、钥匙、饰品、患者的物品等），要及时上交。

9. 遇突发事件时保持冷静，保证自身安全和患者安全并按程序处理，及时向手术室医护人员上报。

10. 手术室门口及医务人员入口工作人员，应协助维持手术室门口秩序，防止闲杂人等在手术室门口逗留，遇有特殊情况及时上报。

11. 严禁随意观看非本日工作手术间手术，不得泄露患者信息，也不得在公共场合谈论患者病情。

12. 注意节约用水、用电，养成节能减排的好习惯。

13. 请假应事前向各自管辖主管申请，并在获得批准后方可离开。

14. 掌握基本消毒隔离知识，熟练掌握消毒剂的配置方法和注意事项。

15. 熟练掌握手卫生的操作流程和指征并严格按规定执行。

16. 按要求做好职业防护，保障自身安全。

17. 医疗废物按规定处理，锐器回收需符合相关规范，确保环境安全和人员健康。

第二章　手术室环境管理

第一节　洁净手术室使用管理规范

一、目的

规范洁净手术室在使用和管理过程中的行为，为医护人员及手术患者提供一个安全舒适的手术环境，防止因使用、管理不当或人为因素造成安全隐患，保障患者健康权益。

二、适用范围

适用于手术室、心导管室、介入室及其他实施有创检查及治疗的部门。

三、术语

1. 洁净手术室　指采用空气净化技术，把手术环境空气中的微生物粒子及微粒子总量降低到允许水平的手术室。

2. 洁净手术间　设置空气净化系统，达到 GB 50333—2013《医院洁净手术部建筑技术规范》要求的手术间。

3. 负压手术间　设独立空气净化系统，室内空气静压低于相邻相通环境空气静压，实施经呼吸道（空气或飞沫）传播疾病的手术的房间。

4. 普通手术间　未设置空气净化系统，室内空气采用其他清洁消毒方法，卫生指标应达到 GB 15982—2012《医院消毒卫生标准》要求实施手术操作的房间。

5. 限制区　为维持手术区域较高的环境卫生洁净程度，对人流、物流的进入进行严格限制的区域，包括手术间、刷手区和无菌物品存放间、洁净区走廊等。

6. 半限制区　为维持手术区域一定的环境卫生洁净程度，对人流、物流进行限制的区域，包括护士站及主通道、麻醉恢复间、库房区等。

7. 非限制区　无特殊洁净程度要求的工作区域，包括办公区、休息区、更衣区和患者准备区（间）、污梯间等。

8. 空气过滤器　以机械阻挡、阻隔（如网、孔）方式将空气中的微粒截留在滤料上的装置。

四、操作规程

1. 手术室分区　按洁净程度分三个区域：限制区、半限制区、非限制区。

（1）限制区：手术间、无菌敷料间、手术间内廊及内廊辅助间。

（2）半限制区：护士站、库房区、恢复室、手术室主走廊、标本间、备血室等。

（3）非限制区：医护办公室、更衣室、值班室、污物走廊、运送车交换区、脱包区、餐厅、换鞋处等。

2. 环境管理

（1）严格做好各类人员及各种物品的出入管理。

（2）洁净手术室不得使用有粉手套，禁止产生粉尘类的操作。

（3）严禁在手术间抖动、拍打各种布类敷料。

（4）应在实施标准预防的基础上，根据不同情况，对感染患者采取相应隔离措施。特殊感染患者手术，手术科室应提前与手术室联系，并在手术通知单上注明感染名称，以便合理安排手术。特殊感染手术应在负压/隔离手术间进行，手术间悬挂隔离标识，缓冲间备有专用消毒用品及浸泡桶，门口备隔离衣或防护服、防护口罩、护目镜、检查手套、鞋套等。

（5）急诊手术根据情况安排在指定手术间内实施。

（6）有连台手术的手术间，先做清洁手术再做污染手术；接台手术净化设备连续运行，间隔时间要保证足够自净时间。

3. 环境卫生管理

（1）一切清洁工作，均要在净化系统运行过程中采用湿布擦拭。不同区域使用不同的清洁工具。

（2）进入手术间的各种仪器设备，应在进入手术室前安装完毕，清洁消毒擦拭干净后进入。

（3）手术结束后仪器设备应立即清洁、擦拭、做好登记并归位。

（4）按照医疗废物管理规范进行垃圾分类处理，密封运送，从污物通道运出。特殊污染手术后医疗废物应使用双层黄色垃圾袋盛放并注明感染名称，告知保洁人员，运送时防渗漏。

（5）每日手术前、后，清洁无影灯、器械车、麻醉治疗车、手术床、壁柜等各种器材表面及地面。有肉眼所见的污渍、血渍局部区域先清除污物，再用含氯消毒液擦拭。

（6）对工作人员穿过的刷手服及鞋，用毕进行回收，统一清洁消毒。

（7）手术间内所有仪器、设备不得遮挡回风口，防止形成涡流。

（8）每周对所有设备、回风口栏、墙面及地面彻底清洁消毒1次。过滤网每周清水清洁一次。

（9）工程部每天对温湿度进行监测，并将结果登记备案。手术室感控护士每月监督执行情况。

（10）工程部按照规范清洗及更换初、中、高效过滤器。手术室感控护士监督执行情况。

（11）手术间最少自净时间：①Ⅰ级（原百级）10分钟；②Ⅱ、Ⅲ级（原万级）20 分钟；③Ⅳ级（原十万级）30 分钟。

（12）常规在手术室工作的医务人员进入手术室限制区和半限制区应将手机调至静音状态，不得放于桌面、操作台、仪器设备等裸露位置。直接参与手术的人员进入手术间后应将手机交于巡回护士，放于电脑柜统一保管，外科手消毒后严禁接触手机等非无菌物品。医务人员使用的电子设备应保持清洁，遇到污染及时消毒。

4. 设备的管理制度

（1）工程部设专人每天检查控制板上空调显示数据，每周检测空调系统运行情况。手术室感控护士每月监督执行情况。

（2）工程部设专人做好维护保养工作。建立维护保养日志。手术室感控护士每月监督执行情况。

（3）急诊洁净手术间的送风系统，应 24 小时维持在低速运行状态，保证手术室恒温、恒湿及洁净度。

（4）其他手术间至少应在术前 30 分钟将系统打开至高速运行状态。

（5）长时间没有使用的手术间，启用时应首先清洁送风口滤网，并至少提前 3 小时开机运行。

（6）根据季节变换，由工程部专人负责调控适宜温度及湿度。

（7）做好层流手术室的运行安全管理。人员要熟悉消防器材使用、安全通道位置。

5. 监测的管理制度

（1）每月对空气、手、物体表面进行监测并收集监测结果进行汇总和总结。

（2）监测方法、布点及标准参照 GB 50333—2013《医院洁净手术部建筑技术规范》执行。

第二节　手术间管理制度

一、目的

加强手术室护士责任心、管理好手术室整体环境，更有利于手术的顺利进行。

二、适用范围

适用于手术室、心导管室、介入室及其他实施有创检查及治疗的部门。

三、操作规程

1. 手术间保持肃静，谈话仅限与手术有关内容，做到说话轻、走路轻，操作轻、取放物品轻。

2. 每个手术间设 1 名管理护士，负责全面质量管理。

3. 手术间物品应标明手术间号，定位放置，保持序号与手术间号一致。

4. 手术间小件物品全部入壁柜，且应摆放整齐。

5. 手术间物品应做到“三定一整齐”，即定位、定数、定期检查；所有物品根据手术间物品摆放示意图进行摆放，保持清洁、整齐。

6. 护士进入手术间，应首先检查手术间层流是否开启，医用供气、供氧设备运行状况是否良好，每日应有专业人员检查、维护及检修。

7. 巡回护士进入手术间，应根据手术间物品清点单逐项清点，如有特殊情况，要询问上一班人员，核查无误后在物品清点单上签字。手术间管理护士每周检查手术间物品及清点单并登记签字。

8. 手术过程中，手术间层流系统保持压力正常状态，前、后门关闭，严禁随意打开手术间后门。手术人员在手术进行中不得进入污染走廊。

9. 与手术无关人员不得进入手术间。

10. 严格执行无菌技术操作，若无意违反或经他人指出应立即无条件纠正。手术室护士做好手术间管理工作。

11. 手术进行中，巡回护士不得擅自离开手术间，如必须暂时离开，应告知器械护士及麻醉医生。

12. 手术间人员做好垃圾分类，严禁将清点物品投放于高位垃圾桶或带出手术间。

（1）地桶（共2个）

①内置黄色垃圾袋，存放手术台上纱布等需要清点的敷料。

②内置黄色垃圾袋，存放医疗垃圾或废液。

（2）高位垃圾桶（共3个）

①内置白色垃圾袋，用于存放布类敷料。

②内置黄色垃圾袋，用于存放医疗垃圾。

③内置黑色垃圾袋，用于存放生活垃圾。

13. 手术结束，患者离开手术间前，医生、护士不得擅自离开。

14. 仪器设备应做好使用登记，如出现故障应立即通知手术室工程师维修。

15. 巡回护士定期整理、清洁擦拭壁柜及电脑柜，手术结束将手术间使用过消毒液统一收回护士站供急诊手术使用。每月底手术间护士清查壁柜内物品有效期，近效期物品通知二级库取回，统一调配。

16. 二级库人员按照耗材基数，每日按时补充手术间物品。

17. 做好锐器盒管理，使用达到3/4满或使用满48小时，密闭锐器盒交于保洁人员按医疗废物管理规定处理。

18. 手术结束后将使用过的仪器、设备、体位物品清洁消毒干净后归还原位。

19. 感染手术间门上悬挂明显隔离标识，手术间人员严格按照《感染手术管理制度》执行并做好职业防护。

第三节　急诊（绿色通道）手术管理制度

一、目的

加强急诊手术的管理，确保急诊手术及时顺畅开展。

二、适用范围

适用于手术室、心导管室、介入室及其他实施有创检查及治疗的部门。

三、术语

1. 急诊手术　指病情紧迫，经医生评估后认为需要在最短时间内处理，否则将有生命危险的手术。多见于创伤、急腹症、大出血、急性/严重感染等情况。

2. 特急手术　指由于病情危重累及生命而需要进行紧急抢救的手术，如危及母子安全的产科急诊、严重肝脾损伤、严重颅脑损伤、严重开放性心胸外伤、气管异物、大血管破裂等。

3. 急诊手术权限　病房急诊手术由病房医疗组组长或科主任决定，急诊室患者由当天值班最高级别医生决定，并遵照《手术分级管理及审批制度》执行。

四、管理规范

1. 手术科室医生决定急诊手术，及时通知手术室和麻醉科。
2. 麻醉科及时会诊、实施麻醉。
3. 手术室及时安排急诊手术。

五、操作规程

1. 急诊手术流程

（1）首诊医生发现患者需要急诊手术，应立即请示医疗组组长或当天值班级别最高医生，必要时请示科主任。

（2）决定手术后，立即通知手术室、麻醉科。

（3）由急诊科尽快完成必要的术前检查、配血、术前准备。

（4）决定急诊手术后，主刀或第一助手应在科室详细向患者和/或家属说明病情、手术必要性、手术风险、替代治疗等情况，征得患者和/或家属签字同意。如因特殊原因不能执行（如患者昏迷，又无家属在身边），应报医务科或总值班审批。

2. 手术室急诊手术安排

（1）急诊科接收的危重患者直接进入急诊科手术室实施手术，产房危重患者可直接在产房手术室实施手术，中心手术室保留1间急诊手术专用手术间，择期手术不得占用。

（2）同时有两台及以上急诊手术时，对于涉及生命安全的特急手术，应当即刻给予最高优先级，并尽快安排实施手术。

（3）非危及生命的急诊手术，手术室根据情况安排接台，原则上由本科室接台，患者等待手术时间不得超过 2 小时。

3. 急诊手术安排原则

（1）抢救患者的特急手术，必须争分夺秒。

（2）对特急手术患者应立即开通绿色通道。

（3）急诊手术应提前通知手术室和麻醉科进行术前准备。特殊情况下（如需立即手术），手术室可先接收患者，尽可能缩短抢救时间，挽救患者生命。

（4）判定是否危及生命的急诊手术，由当日最高值班医生负责确定，经治医生在联系手术室时应给予说明。

（5）对不服从手术室安排，拒不让手术台，造成不良后果的由该主刀医生承担全责。

（6）医技科室等相关科室应无条件配合完成相关工作。

4. 急诊手术绿色通道保障措施及协调机制

（1）凡病情危重需要急诊手术者，都应该立即开通绿色通道以确保在最短的时间内，得到最大范围的处置抢救，产科患者直接到产房手术室进行手术（备有全套剖宫产手术用物），急诊患者直接到急诊手术室进行手术（备有全套基础手术用物）。

（2）急诊绿色通道患者，任何科室都应予以优先原则，任何科室不得以任何理由拒绝检查和抢救。

（3）在患者的医疗费用暂时无法落实的情况下，要发挥人道主义精神，先抢救后收费，以免耽误抢救时机。

（4）遇批量急诊伤员同时抢救时，值班护士应报告护士长和科主任。科室领导应到场组织指挥，协调手术人员、器械、设备和房间，并落实临时医疗会诊等事宜。

第四节 手术室设备安全使用管理制度

一、目的

规范医护人员在手术过程中正确使用各种设备，避免使用不当或违反安全使用操作规程而导致的隐患和伤害。

二、适用范围

适用于手术室、心导管室、介入手术室及其他实施有创检查及治疗的部门。

三、管理规范

严格按照手术室设备使用规范进行使用，杜绝违法操作行为出现，更好地满足手术需求。

四、操作规程

1. 设备管理要求

（1）手术室所有的仪器设备均由专职工程师统一进行管理，并办理相应的出入库手续。

（2）入库仪器登记册填写内容：仪器名称、编码、型号、数量、购买时间及配件。收集资料：使用说明书、操作手册、维修手册等，并分类保管。

（3）使用前进行操作培训，制作操作流程及使用登记本，随机携带，使用后及时登记。

（4）手术室各种仪器设备均定点放置、专人管理、使用后应立即放回固定位置。应用信息化设备定位系统，管理特殊仪器设备，方便查找和管理。

（5）专职工程师每半年对手术室内所有仪器设备对照固定资产卡片进行清查一次，做到账实相符。

（6）设备日常使用应按操作流程正确执行。如发现异常，联系手术室专职工程师并上报护士长；如因违规操作导致设备损坏，按规定处罚。

（7）设备由于损坏、破旧不能修复需要报废设备由手术室专职工程师负责上报登记。

（8）仪器设备进入手术室前应去除外包装，由保洁人员彻底清洁方可入内。

（9）仪器设备每天使用结束做好清洁消毒管理。

（10）C 型臂使用过程中应放置在手术间内，术中使用时参与手术人员不宜出手术间躲避射线。

（11）显微镜、C 型臂等设备跨越无菌区部分应使用无菌罩，术中被污染时应及时进行必要的清洁消毒处理并覆以无菌巾。

2. 常用设备

（1）高频电刀

是一种取代机械手术刀进行组织切割的电外科设备，具有快速止血、出血少、防止细菌感染、患者愈合好等优点。同时也可导致灼伤、烧伤、压力性坏死、干扰心电图或起搏器，甚至引起火警。分为单极电刀和双极电凝。

1）单极电刀

①应用于各大外科、皮肤整形科、口腔颌面外科等手术，可按其功能用于不同组织的切割。使用前评估，避免潜在的富氧环境（口咽部、肠梗阻手术等），同时避免可燃、易燃消毒液在手术野集聚或浸湿布类敷料，床单位保持干燥。评估患者体重、皮肤完整性、干燥程度、毛发、纹身等；是否佩戴金属饰品，如戒指、项链、耳环、义齿等；是否体内有金属植入物；患者身体与导电金属物品接触情况，避免与手术床、器械托盘等直接接触。检查主机功能状态，调节的模式、参数符合手术需求，禁止使用破损、断裂、有缺损的附件。根据说明书和手术选择

合适的输出功率。

②注意事项

a. 负极板粘贴选择易于观察、平坦、血管丰富、毛发少、清洁干燥的正常皮肤部位，连接脚踏或手控开关；负极板接触皮肤面积应足够大，一般儿童极板的有效导电面积是65cm^2，成人129cm^2，接触面积小易导致灼伤。一次性负极板不可重复使用或裁剪；对于烧伤、新生儿等无法粘贴回路负极板及有金属植入物等的患者宜选择双极电凝、电容式回路板垫或超声刀。

b. 负极板粘贴距离心电图极板15cm以上，尽量接近手术切口但不小于15cm，尽量避免电流环路中通过金属植入物、起搏器、心电图电极、心脏；回路负极板粘贴与揭除粘贴前先清洁和干燥粘贴部位皮肤，以减少阻抗，防止液体渗入。粘贴时，将回路负极板的长边与高频电流流向垂直（回路负极板粘贴方向与身体纵轴垂直），并与皮肤粘贴紧密。

c. 避免加热负极板，使用温毯时应隔开负极板与温毯，避免液体（包括消毒液、冲洗液、患者体液等）流入负极板。

d. 术中使用两台电刀主机时，建议使用同一型号电刀主机。同一主机使用双路电刀时，建议医生错开激发时间，以免发生意外伤害。

e. 电刀不可叠落放置（影响冷却且摆放不稳定），负极板需就近粘贴，保证单独回路，输出功率应设置为低功率。

f. 术中不使用电刀时，须将电刀笔放入绝缘保护套内。

g. 每次使用单极电刀时，原则上应避免长时间连续操作，因回路负极板不能及时分散电流，易致皮肤灼伤。输出功率大小应根据切割或凝固组织类型进行选择，以满足手术效果为宜，应从小到大逐渐调试。

h. 使用含酒精的消毒液消毒皮肤时，应避免消毒液积聚于手术床，消毒后应待酒精挥发后再启用单极电刀，以免因电火花遇易燃液体而致患者皮肤烧伤。气道内手术使用电刀或电凝时应防止气道烧伤。肠道手术禁止使用甘露醇灌肠，肠梗阻的患者慎用电刀。

i. 电刀笔连线不能缠绕金属物体，会导致漏电，引发意外。

j. 确保腔镜手术带电凝功能的器械绝缘层完好，防止漏电，损伤邻近脏器。可重复使用带电器械应建立使用监测系统，采用专业检测设备进行绝缘性检测，对其使用次数、绝缘性检测、灭菌情况进行追溯，实现闭环管理。

k. 腔镜手术不得使用导电套上装有非导电锁定器的混合套管针。手术通道应使用全金属或全塑料系统，不得让电能通过混合系统。防止射频电流的电容耦合可能会引起意外烧伤（如腹壁烧伤）。当腔镜器械与其他器械接触时不能启动电极，否则可能会造成组织意外损伤。

2）双极电凝

是一种电子式射频电流发生器，在双极电凝器械与组织接触良好的情况下，电流在双极镊的两极之间所产生的热能，对人体组织进行电凝止血。广泛应用于神经、颌面、整形、骨（脊髓脊椎）外科，也适用于安装心脏起搏器的患者。

①操作步骤：选择安全设备，连接电源线，脚踏放于术者脚下位置（若有手控功能，也可选择手控模式），开机自检，根据说明书和手术选择合适的输出功率，连接双极电凝线插头，双极镊夹住组织或出血点后踩踏电凝止血，然后松开脚踏，使用完毕，先关主机电源开关，再拔电源插头。

②注意事项：根据手术部位和组织性质，选择合适的双极镊（0.3～1.0mm 宽镊尖）和输出功率（一般不超过 4W，当负载 100 欧时应小于 22W）；每次电凝时间约 0.5s；及时用湿纱布或专用布清理电凝镊上的焦痂并注意保护好镊尖。

（2）氩气电刀

氩气是一种惰性气体，不燃烧不爆炸对人体无害。在高频高压作用下氩气被电离成氩气离子，具有极好的导电性能，可连续传递电流。氩气电刀利用纯氩气作为高频电流的传导媒介，在 12000V 高压 620kHz 高频下作用于钨钢针电极，产生分布均匀的氩气电弧束，距离组织 1.5cm 喷射到组织表面快速凝血产生的焦痂厚度仅有 0.2～2mm，在大血管壁电凝不至于损伤血管并有切割、电凝、电弧束喷射凝血三种功能。对组织损伤小，愈合比电刀快 33%。用于凝血时不产生烟雾和异味，对大面积弥漫性渗血效果良好。

①操作步骤：打开氩气瓶开关检查有无漏气，压力是否足够；接通电源及各种连线并检查接头是否紧密；将负极板粘贴到患者适宜部位（选择单片、双片极板，正常设置 4～10 格，按下开锁键指示灯全亮）；打开电源总开关，选择输出模式、功率、设定各项参数；打开氩气凝血器开关设置功率为 40～150W；选择气流量模式（自动或手动）；设置切割时，打开单极电刀开关，调节功率 0～250W，选择钝切或混切 0～9W，用手控黄色按钮或脚控开关；设置电凝功率，选择点凝或面凝均可；电凝或电切时先按开关；止血时将氩气喷头靠近，自动激发氩气电弧束止血；使用完毕后将电刀、电凝均调至 0 点，关闭氩气瓶开关，放出管道内残余气体后关机。

②注意事项：最佳工作距离为 1～1.5cm；保持正确角度，激发氩气电弧束后将氩气喷头略微抬起至距创缘 1～2cm 处，喷头与组织成 45～60°；调节合适时间，直径 2～3cm 血管时间要延长；检查氩气余量和压力；负极板与电刀头一次性使用。

（3）超声刀

是一种高频电外科设备，主要用于生物组织的切割与血管闭合等操作。具有出血少、对周围组织伤害少、术后恢复快等特点，其作用于人体组织可起到切割与凝闭的作用，但不会引起组织干燥、灼伤等副作用，刀头工作时也没有电流通过人体，临床广泛应用于脑外科、普外科、胸外科、妇科、泌尿外科等的手术中。

超声手术刀的主要组成包括主机、换能器手柄、超声刀头、脚踏板。

①操作步骤

检查核对：在安装前，首先核对超声刀设备及配件是否齐全，确保没有遗漏和损坏。

连接电源：将超声刀主机与电源连接，确保设备能够正常供电运行。

安装刀头：左手竖直握住手柄，右手旋转刀头柄至不能继续时，改用扭力扳手旋紧，以听到两声咔嗒声为准。注意在扭力扳手进出时保持刀头闭合状态。手柄连接线尾端与主机手柄插口连接，确保平口对平口（或白点对白点）连接牢固。

脚踏连接：将脚踏电缆线接口与主机对应插孔连接，通常需红点对红点。

系统自检：打开电源后，主机将进行自我检测，3～5 秒后“Standby”灯亮，屏幕显示默认档位。按“Standby”键，使其灯熄灭，随后“Ready”灯亮。此时，保持脚踩脚档或手按手控按钮（需打开手控模式），主机发出自检提示音，持续 3～5 秒后过渡到正常音，表示设备自检通过，可以开始使用。

②使用注意事项

a. 超声刀头在空气中张开进行自检，以避免在手术过程中出现故障。

b. 在按测试键前和进行系统检查时，刀头避开器械、手术布单等。

c. 使用一段时间后（15～20 分钟），需将超声刀头浸入无菌生理盐水中，轻轻抖动并按住“MAX”键数秒钟，以冲出血块和组织，防止堵塞。

d. 超声刀头不能夹持金属、骨头等质地较硬的物品，以免发生刀头断裂。

正确使用刀头：切割组织时，应使用刀头的前 2/3 部分夹持组织，这样可以缩短切割时间并提高操作效率。

e. 超声刀头持续工作超过 10 秒可能造成较大损伤，一般建议工作 7 秒左右后断开，稍停片刻之后再次进行工作。

（4）C 形臂 X 线机

常用于外科手术定位等，其结构比较简单，活动车架上装有全部部件，移动方便。

①操作步骤：松开脚刹车，将操作机推至手术床旁，调节手术床。显示器放于面对术者便于看的位置；连接操作机和显示器的高压电缆，接通电源；打开操作机控制面板上的制动开关，调节 C 形臂使球管和接收器对准拍摄部位，然后锁定制动开关；在操作机控制面板上选择透视或拍片功能，选择手动程序或自动程序调节能量大小；工作人员穿戴防护用具；做好防护准备，选择手或脚控开关进行放电拍片；操作完毕，关闭控制面板上的电源开关，拔下电源插座，整理线路；将操作机推出术野，分离操作机和显示器的高压电线，返回原放置位置，锁定所有制动开关。

②注意事项：手术床可透过 X 线；保持机器清洁；保护高压电缆避免受损，禁止过度弯曲；操作人员须经培训后使用；移动时注意方向和无菌区域的防护；

应在有防护措施的专用手术间进行；手术间门口有提示标识；患者和操作者均应使用各种防护设备；放电时室内人员远离球管 2m 以上，距离球管 0.91m 的人员须穿戴防护用具。

（5）电动气压止血仪

采用电脑数字化控制，带电子调控装置用于肢体手术，能最大限度制止创面出血根据手术部位的需要设定压力、时间等参数，通过高效气压泵快速泵气，充气于止血带，从而减少手术出血量有助于操作。

①操作步骤：连接电源并打开电源开关，开机自检；检查止血带是否漏气；设置参数（止血仪充气压由外科医师根据患者手术部位、病情、手术时间、收缩压等决定。工作压力：上肢 200 ~ 250mmHg，工作时间不超过 1 小时；下肢 300 ~ 350mmHg，工作时间不超过 1.5 小时。如根据患者血压设定，上肢压力为患者收缩压 +50 ~ 75mmHg，下肢为 +100 ~ 150mmHg）；放置并固定止血带（根据患者情况选择成人/儿童；上/下肢），松紧程度以可易插入 1 指为佳；一般距离手术部位 15cm 以上；连接并将止血带充气管与仪器接口连紧；驱血带开始驱血抬高患肢，泵气并稳定工作压力，时间以倒计时显示，患者血运被阻断；当工作时间剩余 10 分钟、5 分钟、1 分钟时会自动报警提示，到达预定工作时间，手术结束应缓慢放气，逐步进行；如需继续使用时，应先放气 10 ~ 15 分钟后再充气并重新计时；使用结束后关闭主机开关，再拔插头，整理电动气压止血仪及附件。

②注意事项：止血带型号选择；止血带压力选择；止血带放置位置时间设定；止血带固定方法；术后检查患者皮肤有无损失；止血带维护保养、定期检测、校正并做好记录。

（6）动力设备

广泛应用于各外科手术中，如骨科、耳鼻喉科、颌面外科、整形外科、创伤外科、神经外科等领域，已基本取代手动设备。根据动力驱动不同分为包括气电动钻、磨钻、锯、刨削等；

①操作步骤：以电钻为例。仪器放置手术侧，接通电源，脚踏放在术者脚下；选择合适的钻头安装；连接手柄和动力线路；打开主机电源开关，测试性能；用脚踏开关控制转速。

②注意事项：专人定期维护保养并在每次使用前检查其性能；使用前再次核查性能及完整性；暂不使用时将受控开关调节至安全状态；气动工具（只能用惰性气体）的输气管应理顺再连接，用后将余气放尽；蓄电池需保证充足电量；选择正确的方式消毒灭菌。

（7）自体血液回收机

多用于出血量大于400ml 以上的各种手术，通过一定的机械吸引和血液回收装置把患者术中失血、体腔积血、手术后引流血收集起来进行过滤、分离、清洗、净化，选择后回输给患者本人。

①操作步骤：以自体－2000型血液回收机为例。准备一次性配套物品一套（抗凝吸引管、药袋、储血器、回收罐、清洗液袋、浓缩血袋、废液袋、抗凝溶液），生理盐水及负压吸引装置；安装连接各部件，检查各管道安装是否正确；接通电源开关，按手或电动键，分别按设置程序进行收集、清洗、排空、浓缩、回血，回收结束后按总结键显示各种数据。

②注意事项：保证无菌物品有效性并严格无菌操作；离心时禁止打开离心盖，离心机过热时须维护；回收的浓缩血红细胞可用普通输血器直接输给患者；常温下处理后的须在6小时内输完；4℃冰箱内可保存24小时；专人负责维护保养。

（8）加温设备

现在临床上使用多以温箱、输液器、升温机等取代电热毯、暖水袋等。又有为体液、人员或物品加温之分。液体加温时使用温箱、加温输液器等。液体（除青霉素、维生素外）加温时将液体升温至36～37℃。

①温箱是通过电能转化为热能，利用热能的传导、辐射和对流加热物体；当实际温度值显示超过38℃，温箱内取出的液体不能直接用于患者。

②加温输液器是通过输液管道给液体或血液等加温，温度可设定在37～41℃。

③充气升温机通过升温机将加热的空气持续吹入盖在患者身上的充气毯内保暖。适用于手术室、ICU、急诊室患者；分为上、下身，全身、外周毯等；又有成人、儿童、婴儿毯。温度设置有32℃、38℃、43℃，一般选择38℃。

（9）特殊输液设备（注射泵、输液泵）

多用于持续用药和精确用药，危重症、大型手术或小儿输液、输血、用药的控制；抢救药物的连续微量注射及体外循环室注射抗凝剂等或用于内镜手术术野的快速加压冲洗。

①微量注射泵：使用准备用物有微量注射泵、电源插座、注射器、延长管等。

a. 操作步骤　根据注射泵型号选择注射器，抽吸药物，连接延长管，排净空气，将注射器放入注射泵体夹内，推动滑座至可注射状态。固定注射泵，接电源并根据医嘱设置参数，静脉穿刺后连接延长管，按启动键。

b. 注意事项　排净注射器和延长管内的空气，固定好，速度控制范围0.1～360ml/h。报警时及时查找原因，特殊药物注意避光，使用蓄电池应预先充电，保持设备的清洁。

②电子输液泵：通过电脑系统以电子来度量液体输入血管系统的装置，有固定和自选程序。

a. 操作步骤　根据输液泵的型号选择配套专用输液器，核对药物，按医嘱配药连接输液器排气。固定输液泵接通电源，打开泵门，将输液管加入泵夹内关闭泵门。打开输液泵电源开关，设置输液速度和总量。静脉穿刺成功后固定好，按启动键，观察液滴状态，证实液体流动，完毕后自动报警，按停止键。

b. 注意事项　排净输液器内空气，输液管路无扭曲，接口无松动、渗漏等。输液速度预设范围 1～1000ml/h，准确换算输入参数，报警时及时查找原因。特殊药物应避光，环境温度控制在 15～40℃，使用完毕及时清洁设备，电池蓄电充足。

③手动加压输液泵：是通过向密封袋内泵入空气产生一定压力，作用于软包装液体，达到快速输液目的。压力参数可设定但需根据液体量的减少随时调整。

（10）手术显微镜

通过高倍放大，清晰显现组织的显微结构，使用显微外科器械进行精细操作，减轻对正常组织的损伤，提高手术成功率，有助于术后患者的恢复。

①操作步骤：以蔡司 700 为例。连接系统电源，按下操作面板下方的开关按钮，系统自检。根据手术调节屈光度，根据术者的习性调节瞳距。手术开始前，洗手护士用一次性无菌套罩住显微镜，套住显微镜的镜头及前臂，剪去镜头下的薄膜，方便术中观看。使用完毕应将亮度调至最小后再关闭电源开关，以延长灯泡的使用寿命。

②注意事项：每次使用显微镜之前，固定显微镜底座的脚踏板锁、制动；保持各部位的密封性，严禁随意拆卸目镜、示教镜等可卸部分，拆卸后立即加防护盖；每次使用完毕后收拢各节横臂，拧紧制动旋钮，锁好底座的固定装置，并用防尘布罩盖住显微镜，保持光学系统的清洁。

第三章　手术室物品管理制度

第一节　手术室医用耗材管理制度

一、目的

提供手术医用耗材申领、储存、配送、使用、追溯等环节的管理规范，保障手术医用耗材安全使用。

二、适用范围

手术室、心导管室、介入手术室及其他实施有创检查及治疗部门。

三、术语

手术常用一次性耗材种类、品种很多，根据价格及是否直接作用于人体分为高值耗材和低值耗材两大类。

四、管理规范

执行本制度，协同手术室二级库对手术室医用耗材进行统一管理。

五、操作规程

1. 管理原则

（1）由医院相关职能部门与手术室共同负责高值医用耗材的管理。

（2）根据《医疗器械监督管理条例》要求，按照医用耗材风险程度分类目录进行管理。

（3）医疗机构应逐步建立医用耗材信息化管理制度和系统，采用医疗器械统一标识系统（UDI）管理。进入人体组织、器官等植入物类高值医用耗材，应实现全生命周期可溯源，有条件的医院低风险的医用耗材也可实施信息化管理。

（4）一次性医用耗材禁止重复使用。

（5）复用医用耗材遵循 WS 310—2016《医院消毒供应中心》规范处理后，方可使用。

（6）医疗机构应建立医用耗材临床使用质量安全事件报告制度，发现不合格医用耗材，立即停止使用并封存，及时按不良事件上报。

2. 管理方法

（1）高值医用耗材管理方法

①纳入医院二级库房，由医院职能部门监管，专人专岗专管。可采用基数定量、虚拟库房、SPD 等管理方法。

②根据医院设定的高值耗材范畴，实施一物一码，全程信息质量追溯。

③手术医生根据每台手术需求申领高值医用耗材。

④使用前应与手术医生核对耗材品名、规格、有效期、数量等信息，无误后方可拆包使用。

⑤使用植入类医用耗材时，应签署知情同意书。使用后，及时手工登记或电子扫描、保存医用耗材的原始资料，并粘贴植入物类医用耗材的原始信息，电子扫描登记记录后自动生成植入类医用耗材单。

⑥使用后的一次性医用耗材，应严格按照医疗发物管理有关规定处理。

⑦医用耗材管理部门应指定专人定期对高值医用耗材实施盘点，做到账物相符、账账相符。

（2）低值医用耗材管理方法

①应采用基数定量管理，专人负责，根据需求量定期提交申领计划、医院相关部门确认审核，配送至手术室验收（产品合格证、质量、数量）确认后使用。

②无菌医用耗材存放环境可参照 WS 310—2016《医院消毒供应中心》标准。按照清洁物品和无菌物品分区、分批次放置，标识清楚，使用时应先近期后远期。

③使用时，严格核查耗材品名、规格、有效期等产品信息，口头医嘱复述确认后，方可拆包装传递手术台上。

④使用后应准确计价收费，避免使用和收费出现误差。并按照医疗废物管理有关规定处理。

（3）复用医用耗材管理方法

①手术室复用医用耗材分为手术器械（又称硬器械）和医用织物（又称软器械）两种。

②复用手术器械应实施集中管理，器械回收、分类、清洗、消毒、干燥、包装、灭菌和存储可参照 WS 310—2016《医院消毒供应中心》标准。

③特殊感染器械（朊病毒、气性坏疽和不明原因感染等）宜采用一次性诊疗器械、器具和物品，使用后应遵循 WS/T 367—2012《医院机构消毒技术规范》进行处理。

④医用织物宜选择无脱絮（落絮）、阻菌、透气性好、防渗透的材质，使用前应检查完整性，使用后清洗应遵循 WS/T 508—2016《医院医用织物洗涤消毒技术规范》处理。

3. 注意事项

（1）遵照医用耗材使用说明书、技术操作规程等合理、安全使用。

（2）新进医用耗材临床使用前，应对相关人员进行培训。

（3）Ⅲ级风险医用耗材（如植入式医疗器械、一次性使用无菌医疗器械等）应当按照医疗技术管理有关规定，由具有技术操作资格的卫生技术人员使用。

（4）需冷链管理的医用耗材，应严格落实冷链管理要求规范，并确保各环节温度可追溯。

（5）手术中使用的医用耗材不宜从病房带入，箱装类医用耗材应去除外包装后，才能备存在洁净区环境中。

（6）医用耗材进货查验记录应当保存至使用终止后2年，植入性医用耗材进货查验记录应当永久保存，确保信息可追溯。

（7）医用耗材临床试验按照相关规定执行。

第二节　手术敷料管理制度

一、目的

选择合适的手术敷料，保障手术的安全进行。

二、适用范围

手术室、心导管室、介入手术室及其他实施有创检查及治疗部门。

三、术语

1. 手术敷料　包括织物类、棉纱类，通常都由厂家直接制作成品，经过高温蒸汽灭菌、低温蒸汽灭菌或Co－60辐射灭菌后直接供应。

2. 织物　指纱线或纤维组织、编织和（或）其他方式制成的布。手术布类敷料最常见的有手术铺单、手术衣、洗手衣裤、各种包布等。

3. 棉纱类手术敷料　指手术台上使用的棉纱类小敷料（如纱布、纱垫、纱球、棉片等），品种繁多，使用量大，为一次性使用的物品。

四、管理规范

1. 熟悉织物类手术敷料的选择、种类及管理方法。

2. 棉纱类手术敷料备用基数充足，满足手术需求。

3. 备用灭菌敷料的基数应充足。

五、操作规程

1. 织物类手术敷料

（1）手术敷料的选材必须符合《中华人民共和国医药行业标准（YY/T0506）》《医疗机构消毒技术规范（2012）》的管理要求，使用包装材料必须符合ISO11607包装材料管理要求，确保手术敷料使用安全。

（2）织物类手术单宜选择透气性、柔软性、悬垂性和水蒸气穿透性较好的织物制作，有效阻止感染源向患者手术创面传播。

（3）织物类手术单宜选用洗涤、折叠、包装、送消一体化集中供应的服务模式，有效减少手术敷料往返科室的运输次数，降低手术敷料折叠产生的飞絮与尘埃，有效控制和提高手术室洁净环境。

（4）新制作的手术敷料宜洗涤一次后再使用。

（5）手术敷料送洗之前。应检查有无夹杂手术器械或锐器，黏附于敷料上的手术贴膜、清洁片、化学试纸等必须清除干净，以免影响洗涤效果。

2. 棉纱类手术敷料

（1）一次性使用医疗用品应由医院统一购置。

（2）专人管理，定期清点、检查，及时补充，确保供应的数量和质量。

（3）灭菌与未灭菌的物品应明确标识，分别放置，严禁混淆堆放。

（4）凡直接用于切口的物品必须经灭菌处理。

第三节　手术器械管理制度

一、目的

规范手术器械的使用及管理，防止器械的丢失及损坏。

二、适用范围

手术室、心导管室、介入手术室及其他实施有创检查及治疗部门。

三、术语

手术器械　指在临床手术中所使用的医疗器械。除常规器械外，还有一些专科用的器械：如骨科、泌尿科、妇产科、神经外科、心外科等特殊器械。

四、职责

临床护士按培训要求，遵循各规范或标准使用各种手术器械，并做到妥善保管。

五、操作规程

1. 手术器械管理

（1）基础手术器械由手术室负责统一申领、准备、使用、保管、记录。

（2）专科手术器械由专科申领，手术室统一保管。

（3）建立手术器械专柜，按专科进行分类放置，专人管理。

（4）手术器械包按手术所需进行器械组合，每份器械内均有器械明细卡片，防止丢失。

（5）所有手术器械做好出入库登记，方便核对。

（6）严禁将手术器械拿出手术室或私自挪用或更换。临床医生不得私自携带外来手术器械在手术室使用。

（7）手术器械原则上不外借，确需借用时，必须经医务部审批，并征得手术室护士长同意后，凭借条外借。

（8）手术器械均放在手术器械筐内，精细、贵重器械放于器械盒内并配有保护垫以免碰撞和损伤器械。在使用及运送中应轻拿轻放，防止损坏。

（9）每份器械做好条形码闭环管理：回收－清洗－打包－灭菌－发放－接收－使用－回收。

（10）按通道手术种类，将相应的手术器械放置于相应区域无菌间，按科室不同，分器械架放置，按器械的使用率选择定位放置，按有效期先后顺序排列。

（11）贵重器械（如腔镜镜头、精密器械等）由物资班护士统一保管并完成配送工作。

（12）根据手术器械类别定期对器械进行维护保养，确保器械性能良好。

2. 手术前器械的管理

（1）器械护士按照手术通知单准备常用及特殊专用器械。

（2）器械使用前检查外观是否完整，功能是否正常，包内、包外指示卡是否符合灭菌要求，核对器械数量并作好记录。

3. 手术中器械的管理

（1）器械护士应始终保持手术器械的放置有序，按科室操作规范摆放，有条不紊。

（2）不得乱丢器械，器械护士及时收回手术台上不用的器械，手术器械使用过程中及时擦干血迹。

（3）器械使用过程中一旦发生损坏，应及时进行维修或联系物资班护士进行更换。

4. 手术后器械的管理

（1）术后将手术器械的残留组织、骨屑、血液擦拭干净，检查器械的完整性。

（2）按器械卡片逐项清点，清点无误后与器械回收人员进行交接并签字。

（3）感染患者使用过的器械，用白色塑料袋进行包裹交接并标注感染性质。

（4）无器械回收人员时，应对手术后器械进行预处理，自行运送至器械回收间，喷洒器械保湿剂放于密闭容器内，并做好登记。

5. 外来手术器械管理

（1）管理原则

①医院应设有外来手术器械资质审核和准入的管理职能部门，要求符合国家卫生部门管理规定。制定对外来手术器械接收、清点及质量管理的流程与制度。

②外来器械已通过医院审批备案，属于允许使用的手术器械。

③临时采购使用的外来手术器械应符合国家和医院的采购标准和要求。

④外来手术器械应由消毒供应室接收，并遵照 WS 310－2016 规范进行清洗、消毒、灭菌与监测。

⑤做好外来器械使用登记，登记内容包括患者信息、手术日期、器械种类、数量、器械经销商、灭菌信息、生物监测结果等。确保信息准确、保存完整，以便追溯。

⑥供应商跟台人员应相对固定，并遵照医院规定，在医政医管部门备案；经过相关部门培训并考核合格后方可进入手术室；供应商跟台人员严禁实施各项无

菌技术操作。

（2）处理流程

①评估接收

a. 外来手术器械在规定时间内送至消毒供应室，择期手术最晚应于手术前一个工作日将器械送达，急诊手术应及时送达。

b. 配送人员与供应室器械接收人员，共同核查清点器械的名称、数量、完整性、功能及清洁度等。双方确认签名，记录完善，保存备查。

c. 供应商应提供器械清洗、消毒、灭菌方法与参数要求说明书。

d. 应在供应室污区的指定位置进行外来手术器械的清点、核查。

e. 应根据外来手术器械的材质、精密程度等进行分类清洗、消毒、灭菌处理。

f. 清洁、消毒、灭菌、包装、储存应遵守 WS 310. 2 – 2016。

②使用

a. 应将外来手术器械信息与患者信息相关联，实现可追溯。

b. 使用前根据器械清单需确认外来器械品名、型号、数量、性能以及查看其完整性，遵循手术物品清点要求进行清点。

c. 及时记录植入物的名称、数量及使用情况。

d. 体内植入物取出后应进行登记并按医疗废物处理。

③归还

a. 使用后应及时去除明显的残留组织、骨屑、血液等，采用封闭的方式运送至消毒供应中心，并由专人进行清点核对。

b. 特殊感染手术的外来器械及植入物应遵循 WS/T 367—2012《医疗机构消毒技术规范》的要求做好消毒处理。

c. 使用后的外来器械应经消毒供应中心清洗、消毒方可交还供应商，双方确认并记录存档。

④信息追溯

a. 推荐采用无菌物品信息追踪系统进行外来手术器械的全程信息跟踪和追溯管理。

b. 记录外来手术器械处理各环节的参数，包括回收、清洗、消毒、检查、包装、灭菌、储存、发放、使用等环节的信息。信息包括操作者、操作时间、清洗消毒灭菌技术参数和检测结果等。

c. 外来手术器械应有唯一性编码（如条形码/二维码等），并可客观、真实、及时追溯处理环节。编码能关联所有操作过程，使用过程中的人、事、物（包括患者信息、手术房间信息、手术者信息等）。

（3）注意事项

①手术室和消毒供应中心应建立外来手术器械及植入物专岗负责制的管理制

度，人员相对固定。

②初次使用新型外来手术器械和植入物使用前应组织相关人员进行培训。

③使用中发生的不良事件应及时记录、上报、改进。

第四节　手术室无菌物品存放管理制度

一、目的

为手术提供安全的无菌物品是手术成功的重要环节，加强手术室无菌物品的管理，提供符合要求的无菌区域。

二、适用范围

手术室、心导管室、介入手术室及其他实施有创检查及治疗部门。

三、术语

1. 无菌物品　指经过物理或化学方法灭菌后，未被污染的物品。

2. 无菌物品存放区　存放、保管、发放无菌物品的区域。

四、管理规范

1. 无菌物品应存放于手术室限制区，无菌物品与非无菌物品应分开放置，按照消毒灭菌有效期的先后顺序依次摆放和使用。

2. 无菌物品一人一用。

3. 应专人负责检查无菌物品的有效期限。

五、操作规程

1. 无菌物品存放区域应专室专用，专人管理，限制无关人员出入。

2. 无菌物品应在无菌室内存放，一次性无菌物品放于手术室专用库房及手术间内指定物品柜内，无菌手术器械及敷料包放于指定区域无菌间。

3. 无菌物品应按顺序放于阴凉干燥、通风良好的货架上或柜橱内。

4. 无菌间要求温度低于27℃，相对湿度小于60%，室内压力为正压，最小换气次数12次/分，噪音小于60dB，最低照度大于150lx，物品存放距地20～25cm，距墙壁5cm，距天花板50cm。

5. 无菌包存放时应分类明确，有明确的灭菌标记，保持包装完整。

6. 无菌器械包应有可追溯性，有专属条形码（一式两份，注明有名称、有效期、责任人、包装类型），一个粘贴在手术护理记录单背面以备查询，一个随使用后的器械下送供应科，达到器械闭环使用以备随时查找。一次性使用无菌物品应有生产厂家、生产批号、灭菌日期、失效期等。

7. 高压灭菌时，布类包装使用包装灭菌指示胶带密封不少于3格，包内放置化学指示卡。

8. 湿包、落地包、已拆封但未使用的无菌包、包布有破损、没有完整锁扣/红色卡扣未弹出的硬质容器包均视为污染，应下送供应科，重新包装、灭菌后方可使用。

9. 无菌物品使用应遵循先进先用的原则。

10. 贵重及精密器械专人管理，放于指定器械柜内，每日早晨根据手术统一调配。

11. 定期检查无菌间物品有效期，近期物品放于“近效期物品存放处”优先使用，未使用还回近效期物品柜；定期检查手术间物品柜内所有物品，近效期物品还二级库统一管理，再次根据使用优先发放使用。

12. 一次性物品使用后，须进行毁型，并做好登记。

13. 各种无菌物品有效期

（1）棉布包装的无菌物品在层流净化手术室有效期为 14 天。

（2）一次性医用皱纹纸、硬质容器、医用无纺布包装的无菌物品有效期为 180 天。

（3）一次性物品依照包装上注明的有效期执行。

（4）消毒后的厂家器械放于“手术室厂家器械专柜区”，统一管理。

第五节　手术室药品管理制度

一、目的

为手术人员提供各类手术药品的管理原则、管理方法及建议，规范手术药品管理和使用，保障手术患者安全。

二、适用范围

手术室、心导管室、介入手术室等。

三、管理原则

1. 根据国家对药品管理的相关法律法规，建立和完善药品使用与管理规章制度。

2. 药品使用应遵循现用现配和近效期使用原则，注意药物的配伍禁忌和不良反应。

3. 药品贮存的环境、设施与设备应符合药品质量管理的要求。

4. 麻醉和精神类药品的管理、处方审核和调配，应经过具有资格认定的药师负责。

5. 药品有质量问题应报告有关部门并及时召回，保留原始记录。

四、管理方法

1. 基本管理方法

（1）根据临床使用需求量设立药品基数，专人管理，定期盘点，账实相符。

（2）根据药品性质与特点，分区、分类存放，标识规范、清晰，针剂药品应使用原包装盒保存。

（3）抽吸后的药品应放入无菌盘，标识清晰，并注明保存时间；手术台上使用的药品应遵循无菌技术原则，单独放置做好药品标识。

（4）对易燃、易爆的药品或制剂应放置在防爆柜内，远离明火。

（5）需冷藏保存的药品应放入医用冰箱内，定时检查温度并记录，异常应及时处理。

2. 使用管理方法

（1）药品使用时应严格执行三查八对，并核对药物过敏史、过敏试验结果等；抢救或手术中使用药品时，可执行口头医嘱，应双人核对并复述，使用后6小时内完成记录。

（2）药品使用后应注意观察药物的作用与不良反应，发现问题应及时告诉手术医生及麻醉医师，遵医嘱进行处理，并上报不良事件。

3. 麻醉药品和精神药品（麻精药品）管理方法

（1）应遵循《麻醉药品和精神药品管理条例》《处方管理办法》《医疗机构麻醉药品、第一类精神药品管理规定》《麻醉药品、第一类精神药品购用印鉴卡管理规定》等管理规范。

（2）实行专人管理、专柜加锁、专用账册、专用处方、专册登记的五专管理模式，严格执行全程双人操作制度，麻精药品的处方开具、使用和管理不得仅由同一人实施，全程批号管理和基数每天清点、登记、结算。

（3）应采用双锁保险柜或麻精药品智能调配柜储存，储存区域设有防盗设施和安全监控系统，用以监控取药及回收药品等行为。相关监控视频保存期限原则上不少于180天。

（4）未使用完的注射液和镇痛泵中的剩余药液，应由麻醉医师、药师或护士双人进行处置，并记录。

（5）使用管理要做到日清日结、账物相符。回收管理要求处方、空安瓿由专人统一保管。医院应加强麻精药品物流系统和信息化平台建设，全流程管理，实现来源可查、去向可追、责任可究的全程闭环式可追溯管理。

（6）麻精药品发生意外情况，应立即上报，并及时处理。

4. 术中预防性抗菌药物使用管理方法

（1）使用前核查临时医嘱，遵医嘱从药车中取出相应的抗菌药物。

（2）使用时严格执行三查八对，静脉输液应在皮肤、黏膜切开前0.5～1小时给药，在输注完后开始手术，保证手术部位暴露时局部组织中抗菌药物已达到足以杀灭手术过程中沾染细菌的药物浓度。

（3）手术时间超过3小时或成人出血量超过1500ml，术中应遵医嘱追加一次预防性抗生素使用。

（4）使用后再次执行三查八对，保证用药安全。

五、注意事项

1. 使用应严格遵循药品使用说明书，定期对相关人员进行药品相关法律法规及合理用药知识的培训与考核。

2. 高警示药品应严格按照法定给药途径和标准给药浓度给药，超出标准给药浓度的医嘱，医生须加签字。

3. 护士在执行高警示药品医嘱时，应双人核对无误后方可给药。

4. 药品交接时应注明患者姓名、病案号、药品名称、数量、规格、剂量等重要信息。

5. 手术台上不同的药品应分开放置，标识醒目，防止混淆。添加消毒液、冲洗液体、化疗药等药品时，巡回护士与器械护士应共同核对，确保用药正确。消毒液原则上不应在手术台上储存。

6. 各类消毒液开启后应注明开启日期、时间及失效日期、时间，应储存在原始容器中并保留原始标签。

7. 预防性抗菌药物万古霉素或氟喹诺酮类应在手术前 1 ~ 2 小时开始给药。

8. 禁止使用有色添加剂在药液中用以区别药物类别。

第四章　手术室相关管理制度

第一节　手术患者交接核查制度

一、目的

加强手术患者交接查对管理，明确职责以保证患者安全。

二、适用范围

手术室所有手术患者的交接。

三、术语

手术患者交接　指转入、转出手术室的患者，手术室与其他科室之间进行的患者交接，双方完成交接单填写并签字，如有特殊交班在交接单上注明。

四、管理原则

严格按照手术患者交接流程进行交接查对。

五、操作规程

1. 首台择期手术

（1）手术前一日主班护士在手术排班系统打印手术患者信息卡，并按区分别放置。

（2）手术日晨夜班护士根据手术排班系统再次核查手术患者信息卡并通知运送人员。运送人员根据手术患者信息卡到病区接手术患者。

（3）运送人员将首台患者接入恢复室，由输液班护士统一护理（夜班护士协助），输液班护士根据手术患者安排表及病历进行双人核对并悬挂手术间标识，持PDA进行入手术室腕带扫描。（登录移动护理，依次点击“菜单”-“腕带扫描”-“扫描进手术室时间”）

2. 择期连台手术

（1）手术间巡回护士电话通知病区护士，核对患者并要求病区护士做好术前准备。

（2）手术间巡回护士通知主班护士接患者，并告知手术间、患者姓名、病区，手术名称等，主班核对无误后通知运送人员到护士站取“手术患者安排表”并双方核对。

（3）运送人员应与病房护士共同确认患者信息，交接需带入手术室的物品。

（4）运送人员推患者到护士站与主班护士核对无误后持PDA进行腕带扫描记录入手术室时间。

（5）运送人员将连台手术患者送入恢复室，由恢复室护士负责管理。

（6）当台手术结束巡回护士到恢复室核对次台手术患者，无误后推至手术间。

3. 急诊手术

（1）夜班护士根据手术医生及麻醉医生通知急诊手术后，填写手术患者信息卡，通知运送人员接患者。

（2）如有特殊情况，要求手术医生与运送人员一同送患者入手术室。

（3）患者直接入手术间，巡回护士与器械护士共同核查患者身份。

（4）其他工作流程同巡回护士工作流程。

4. 手术患者交接注意事项

（1）正确识别患者身份方法。严格执行查对制度，确保对正确的手术患者、正确的手术部位、实施正确的操作和治疗。

（2）手术患者运送交接原则

①运送人员应为有资质的医院工作人员。

②运送交接过程中应确保患者身份正确。

③运送前应确认患者的病情适合且能耐受运送。

④运送前应确认运送需要携带的医疗设备及物品齐全，并确认功能完好。

⑤运送中应确保患者安全、稳妥，运送人员应在患者头侧，如有坡道应保持头部处于高位。注意患者的身体不可伸出轮椅或推车外，避免推车速度过快、转弯过急，以防意外伤害，并注意隐私保护和保暖。

⑥交接过程中应明确交接内容及职责，并按《手术患者交接单》内容逐项检查核对，确认无误后签字。

（3）严格执行手术安全核查制度

①建立手术安全核查及手术风险评估制度和流程，落实“手术安全核查”，并提供必需的保障与有效的监管措施。

②麻醉开始前、手术开始前、患者离开手术室前分别由麻醉医生、手术医生和手术室护士共同根据《手术安全核查表》内容共同逐项核查。

③每一步核查无误后方可进行下一步操作，不得提前填写表格，三方签名确认。

第二节　手术患者三方核查制度

一、目的

实施围手术期三方核查是世界卫生组织和国家卫计委的要求，是实现正确的手术、正确的手术患者、正确的手术部位及手术患者安全的重要举措，是所有医疗机构必须遵循的规则。

二、适用范围

手术室所有手术。

三、术语

手术安全核查　由具有执业资质的手术医师、麻醉医师和手术室护士三方（以下简称三方），分别在麻醉实施前、手术开始前和患者离开手术室前，共同对患者身份和手术部位等内容进行核查的工作。

四、操作规程

1. 麻醉实施前　麻醉开始前检查手术室运送人员接手术患者时，手术科室安排手术医生随手术患者一同进入手术室，并在麻醉前与麻醉医师、巡回护士共同完成由手术医生主持的第一次三方核查。内容包括：患者身份（姓名、性别、年龄、病案号），手术方式、部位、标识及体位，手术、麻醉知情同意书及麻醉方式，麻醉、手术设备安全检查、相关人员就位，患者生命体征监测，麻醉药品核对，皮肤是否完整，静脉通道建立情况、患者过敏史、抗菌药物皮试结果、手术前备血情况，体内植入物等。检查完毕相关人员确认签字。

2. 手术开始前核查　手术医生、巡回护士在切皮前共同参与麻醉医师主持的第二次三方核查。核查患者身份（姓名、性别、年龄）、手术方式、部位、标识及体位，并询问手术医生手术时间、失血量、手术关注点等风险预警内容；麻醉医生陈述重要脏器功能及特殊注意事项；询问手术室护士手术物品灭菌情况，仪器设备状态，预防性抗生素使用情况，是否预约 ICU 床位，影像资料准备情况。核查完毕相关人员确认签字。

3. 患者离开手术室前检查　手术室巡回护士在手术结束患者离室前主持第三次三方核查，内容包括：患者身份（姓名、性别、年龄）、实际手术名称，术中用药、输血的核查，手术用物清点情况，确认手术标本，检查皮肤完整性，动静脉通路、引流管、胃管、尿管镇痛泵情况，确认患者去向等。核对无误相关人员确认签字。

第三节　手术物品清点与管理制度

一、目的

为手术医务人员提供手术物品清点的操作规范，以防止物品遗留，保障手术患者安全。

二、适用范围

适用于各种不同的医疗环境，包括手术室及有创诊疗区域。

三、术语

1. 手术清点物　指手术敷料、手术器械、手术特殊物品等。

2. 手术敷料　指用于吸收液体、保护组织、压迫止血或牵引组织的纺织物品。包括纱布、纱垫、纱球、纱条、宫纱、脑棉、棉签。

3. 手术器械　指用于执行切割、剥离、抓取、牵拉、缝合等特定功能的手术工具和器械。如：血管钳、组织剪、牵开器、持针器。

4. 手术特殊用物　包括一切有可能遗留在手术切口内的物品，如：阻断带、悬吊带、尿管、螺丝、小帽等。

四、管理规范

1. 所有手术均要做数字清点并检查完整性

（1）清点范围包括器械、缝针、纱球、纱布、纱垫、棉片、棉球、刀片、注射器及针头、螺丝、小帽等物品并检查完整性。手术切口内应使用带显影标记的敷料。

（2）体腔或深部组织手术包括手术台上所有物品，如手术器械、缝针、手术敷料及杂项物品等。

（3）浅表组织手术包括但不仅限于手术敷料、缝针、刀片、针头等杂项物品。

（4）经尿道、阴道、鼻腔等内镜手术应包括但不仅限于敷料、缝针，并检查器械的完整性。

2. 清点时机　手术开始前、关闭体腔前、关闭体腔后、缝合皮肤后。

3. 双人逐项清点原则　清点物品时器械护士与巡回护士遵循一定的规律，共同按顺序逐项清点，没有器械护士时由巡回护士与手术医生负责清点。

4. 同步唱点原则　清点人同时清晰说出清点物品的名称、数目及完整性。

5. 逐项即刻记录原则　每清点一项物品，巡回护士即刻将物品的名称和数目准确记录在物品清点单上。

6. 原位清点原则　第一次清点及术中追加需清点的无菌物品时，器械护士与巡回护士即刻清点，无误后方可使用。

7. 患者入室前巡回护士检查手术间环境，不得遗留上一台手术患者的任何物品。

8. 应减少术中交接环节，若患者病情不稳定、抢救或手术处于紧急时刻物品交接不清时，不得交接班。

9. 医生不应自行拿取台上物品，暂不用的物品及时交还器械护士，不得乱丢或堆在手术区。

10. 器械护士及时收回暂时不用器械，监督术者及时将克氏针、钢丝等残端，剪出的引流管碎片等物归还，丢弃时与巡回护士确认。

11. 每台手术结束后应将清点物品清理出手术间，更换垃圾袋。

五、操作规程

1. 手术前清点

（1）器械护士按照规范整理器械台，按次序清点器械、缝针、纱球、纱布、纱垫等。

（2）清点时器械护士与巡回护士共同清点，在登记本上清点一项登记一项，做到同步唱点，清点时注意清点的速度适中。

（3）手术清点纱布、纱垫时完全打开进行清点，检查完整性及显影标记。

（4）全部清点完毕，巡回护士同器械护士共同核对护理记录单登记数字的准确性。

2. 手术中清点

（1）手术中增加清点物品，巡回护士给予增加并由器械、巡回护士共同清点，登记后双人核对所登记数字。

（2）手术台上已清点的纱布、纱垫一律不得剪开使用。

（3）手术台上用过的棉片、小敷料等应放于台上，以备清点，不得投入地桶内。

（4）送冰冻、病理标本时严禁用纱布等清点物品包裹。

（5）手术中纱布要按 5 块或 10 块计数拿到托盘上。开腹等手术台上保持 2 块纱布使用。

（6）手术中用过的纱布放在中碗内，按 5 块计数，投至地桶内。器械护士要提醒医生共同记住伤口内放置的纱布、纱垫的数目。

（7）器械和巡回护士手术全程均要注意观察手术间的情况，防止清点物品的流动，以保证数字清点的准确性。

（8）监督医生不能随意向地下丢纱布、纱垫等，滑落地面的巡回护士要及时收到指定垃圾桶内。

（9）手术中用纱布较多时（一般 30 块以上），巡回护士要及时整理，方便清点。

（10）手术用的缝针用后要放于吸针板上，断针要找到残端，双人检查完整并保留以备清点。掉在地上的缝针，巡回护士要及时收起以备清点。

（11）手术中交接班，严格按照《手术室护士交接班制度》进行交接。

3. 关闭体腔前的清点

（1）清点时器械护士、巡回护士同时清点，清点一项巡回护士登记一项。先清点台上再清点台下，次序为纱布、纱垫、纱球、棉片、缝针、刀片、注射器等，再清点器械、螺丝、小帽等。

（2）清点完毕，巡回护士与器械护士核对登记数字。清点正确后告知医生，方可关闭伤口。

（3）清点数字不对时，不得关闭伤口。如确实找不到，要向上级汇报，决定处理方案。

4. 手术后清点

（1）手术结束，由器械护士及巡回护士再次共同清点术中所用的器械、纱布、纱垫等物品，与登记相符后手术医生、器械护士、巡回护士分别在护理记录单核对并签字。

（2）如清点数字不对，应及时查找，若无其他原因，要提出重新打开伤口检查，并立即向上级汇报。

（3）连续接台手术时，清点后的物品全部拿出手术间后，再开始下一个手术。

（4）如果患者体腔内需要填塞纱布、纱垫、宫纱等物品，需要在清点单上注明，并请主刀医生签字确认。

5. 关闭体腔前需二次清点的手术

（1）关膈肌　食管手术关膈肌时清点缝针、小方纱、纱布、纱垫。

（2）双切口手术　一侧手术完后常规清点，做另一侧手术时同样需要清点。但前一侧手术用的物品不可拿出手术间。

（3）直肠癌根治（开两份器械）　肛门部器械单独清点登记。缝针、纱球、纱布、纱垫等腹部手术一起清点。

（4）取髂骨　手术后清点缝针、纱布、纱垫，与主手术一起登记。

（5）肾、输尿管切除　二次清点（同双切口手术）。

6. 清点意外情况的处理方案

（1）物品数目及完整性清点有误时，立即告知手术医生共同寻找缺失的部分或物品，必要时根据物品的性质采取相应辅助手段查找，确保不遗留于患者体内。

（2）若找到缺失的部分和物品时，应立刻告知手术医生。手术医生、器械护士与巡回护士应共同确认其完整性，并放于指定位置，妥善保存，以备清点时核查。

（3）如采取各种手段仍未找到，应立即报告主刀医生及护士长，X线辅助确认物品不在患者体内，需主刀医生、巡回护士和器械护士签字、存档，按清点意外处理流程报告，填写清点意外报告表，并向上级领导汇报。

第四节　手术室无菌技术操作管理制度

一、目的

规范手术无菌技术操作，增强无菌意识，保持无菌物品及无菌区域不被污染，保障患者健康权益。

二、适用范围

适用于各种不同的医疗环境，包括手术室及有创诊疗区域。

三、术语

无菌技术操作　在医疗、护理操作过程中，保持无菌物品、无菌区域不被污染，防止一切微生物侵入人体的一系列操作技术。

四、管理原则

严格执行无菌技术操作原则和外科手消毒规范。

五、操作规程

1. 外科手消毒

（1）先洗手，后消毒。

（2）洗手方法

①取适量的洗手液清洗双手、前臂和上臂下1/3，认真揉搓。清洁双手时，可使用清洁指甲用品清洁指甲下的污垢，使用揉搓用品清洁手部皮肤的皱褶处。

②流动水冲洗双手、前臂和上臂下1/3。从手指到肘部，沿一个方向用流动水冲洗手部和手臂，不要在水中来回移动手臂。

③使用专用干手物品擦干双手、前臂和上臂下1/3。

（3）免冲洗手消毒方法

①取适量的手消毒剂放置在左手掌上，将右手手指尖浸泡在手消毒剂中5秒以上，将手消毒剂涂抹在右手、前臂直至上臂下1/3，确保通过环形运动环绕前臂至上臂下1/3，将手消毒剂完全覆盖皮肤区城，持续揉搓10～15秒，直至消毒剂干燥。

②取适量的手消毒剂放置在右手掌上，在左手重复以上过程。取适量的手消毒剂放置在手掌上，揉搓双手直至手腕。

③手消毒剂的取液量、揉搓时间及使用方法遵循产品的使用说明。

（4）刷手消毒方法（特殊需要时使用）

①刷手：取无菌手刷，取适量洗手液或外科手消毒液，刷洗双手、前臂至上臂下1/3，时间约3分钟（根据洗手液说明使用）。刷时稍用力，先刷甲缘、甲沟、指蹼，再由拇指桡侧开始，渐次到指背、尺侧、掌侧，依次刷完双手手指。然后再分段交替刷左右手掌、手背、前臂至肘上。刷手时要注意勿漏刷指间、腕部尺侧和肘窝部。用流动水自指尖至肘部冲洗，不要在水中来回移动手臂。使用专用干手物品从手至肘上依次擦干，不可再向手部回擦。拿取专用干手物品的手不要触碰已擦过皮肤的巾面。同时还要注意专用干手物品不要擦拭未经刷过的皮肤。同法擦干另一手臂。

②手消毒剂的取液量、揉搓时间及使用方法应遵循产品的使用说明。

（5）外科手消毒的注意事项

①在整个过程中双手应保持位于胸前并高于肘部，保持手尖朝上，使水由指尖流向肘部，避免倒流。

②手部皮肤应无破损，保持指甲和指甲周围组织的清洁，指甲长度不应超过指尖，不可有美甲或佩戴人工指甲。

③冲洗双手时避免溅湿衣裤。

④戴无菌手套前，避免污染双手，手消毒后，双手、臂、肘部不可触及他物，若误触他物视为污染，必须重新揉搓消毒。消毒后的双手应置于胸前，抬高肘部，远离身体。

⑤连台手术、不同患者手术之间、手套破损或手被污染时，应重新进行外科手消毒。

⑥手术后摘除外科手套后，应用洗手液清洁洗手。

⑦外科手消毒剂开启后应标明日期、时间，易挥发的醇类产品开瓶后的使用期不得超过30天，不易挥发的产品开瓶后使用期不得超过60天。使用前先检查外科手消毒用物是否齐全及均在有效期内，并呈备用状态。

（6）外科手消毒效果监测

①医疗机构应定期对手术室、产房、导管室等外科相关科室进行外科手消毒效果的监测。当怀疑医院感染暴发与医务人员手卫生相关时，应及时进行监测，并进行相应致病性微生物的监测。

②监测方法及判断标准参考WS/T 313—2019《医务人员手卫生规范》的要求。

2. 穿、脱手术衣

（1）穿无菌手术衣

①穿手术衣必须在手术间进行，四周有足够宽敞的空间，穿衣者面向无菌区。

②选择手术衣号码适中（大小、长短合适），无污染、潮湿、破损等，符合无菌要求，手提衣领抖开，使无菌手术衣的下摆下垂，两手提住衣领两角，衣袖向前将手术衣展开，使手术衣的内侧面向自己，顺势将双手和前臂伸入衣袖内，并向前平行伸展。

③穿衣时，两臂不可高举过肩，不可向左右过度伸展，不要让手术衣触及地面、周围的人或物，若不慎接触或污染应立即更换。巡回护士向后拉衣领、衣袖时，双手均不可触及手术衣外面，并系好领口及左侧背部与右侧腋下的一对系带。

④穿无菌手术衣人员采用无接触戴无菌手套后，方可系腰带，未戴手套的手不可接触无菌手术衣外面。无菌手术衣应完好无破损且系带完整，术中穿着应将后背完全遮盖并系好系带。

⑤手术人员穿无菌手术衣戴无菌手套后，无菌区为肩以下，腰以上，两侧不过腋前线及无菌手术台台面上。穿无菌手术衣、戴无菌手套后双手不可接触到器械台面以下及其他部位，不可在腋下交叉放置。

（2）脱无菌手术衣　脱无菌手术衣原则是由巡回护士协助解开衣领系带，先脱手术衣，再脱手套，确保不污染刷手衣裤。

（3）离开手术间时　应将当台使用后无菌手术衣投入本手术间指定的黄色垃圾桶内，穿无菌手术衣人员不得随意离开所在手术间。

3. 无接触式戴无菌手套

（1）穿戴手套方法

①无接触式戴手套前，双手不可露出无菌手术衣袖口。

②隔着无菌手术衣的衣袖取手套置于同侧的掌侧面，指端朝向前臂，拇指相对，反折边与袖口平齐，隔着衣袖抓住手套边缘并将之翻转包裹手及袖口。

③戴手套时，未戴手套的手不可触及手套外面，已戴手套的手不可触及手套内面。

④器械护士协助术者戴手套时，器械护士将手套撑开，被戴者手直接插入手套中，器械护士的手不可触及术者皮肤。

（2）无接触式戴无菌手套注意事项

①向近心端拉衣袖时用力不可过猛，袖口拉到拇指关节处即可。

②双手始终不能露于衣袖外，所有操作双手均在衣袖内。

③戴手套时，将反折边的手套口翻转过来包裹住无菌手术衣袖口，不可将腕部裸露。

④感染、骨科等手术时手术人员应戴双层手套，内层建议戴彩色手套（如有破损方便观察）。

（3）摘除手套方法

①用戴手套的手抓取另一手的手套外面翻转摘除。

②用已摘除手套的手伸入另一手套的内侧面翻转摘除，注意清洁手不被手套外侧面所污染。

4. 手术野皮肤消毒

（1）使用消毒液擦拭皮肤时，需稍用力涂擦。

（2）碘酊溶液不可浸蘸过多，以免消毒时消毒溶液流向患者其他部位造成皮肤烧伤。

（3）外科医生先进行外科手消毒，戴无菌手套后方可进行皮肤消毒。

（4）手术野皮肤消毒原则

①消毒范围：由清洁区向相对不清洁区稍用力消毒。如清洁手术，一般以拟定的切口区为中心向周围涂擦。消毒范围应超过手术切口周围 15cm 的区域；关节手术消毒范围，超过上或下一个关节。如为污染手术或肛门、会阴处手术，则涂擦顺序相反，由手术区周围向切口中心涂擦。

②消毒顺序：无论消毒顺序由中心向四周或由四周向中心，已接触污染部位的消毒纱球，不得再返擦清洁处。如切口有延长的可能，应事先相应扩大皮肤消毒范围。每一次的消毒均不超过前一遍的范围。

③消毒剂选择：婴儿、碘过敏者以及面部、会阴、生殖器等处的消毒，可选 0.1% 氯己定、75% 医用酒精、0.1% 硫柳汞酊、0.5% 水溶性碘剂等。

④特殊部位消毒：消毒腹部皮肤时，可先将消毒液滴入脐部，待皮肤涂擦完毕后，再将脐部消毒液蘸净。

（5）手术野皮肤消毒方式

①环形或螺旋形消毒用于小手术野的消毒。

②平行形或叠瓦形消毒用于大手术野的消毒。

③离心形消毒清洁切口皮肤消毒应从手术野中心部位开始向周围涂擦。

④向心形消毒污染手术、感染伤口或肛门、会阴部消毒，应从手术区外周清洁部向感染伤口或肛门、会阴部涂擦。以原切口为中心，自上而下，自外而内进行消毒。

（6）皮肤消毒时，应用至少两把无菌持物钳分别夹持消毒纱球，以免消毒过程中污染无菌持物钳，使用后的无菌持物钳不可放回器械台上。

（7）常见皮肤、黏膜消毒剂

①碘类消毒剂：0.5%～1%碘伏；2%～3%碘酊。

②醇类消毒剂：75%医用酒精。

③胍类消毒剂：0.1%～0.5%氯己定（洗必泰）。

④过氧化氢类消毒剂：3%过氧化氢溶液。

（8）在消毒过程中，消毒者双手不可触碰手术区或其他物品。

（9）消毒过程需注意防止床单浸湿，避免患者术中皮肤长时间接触消毒溶液，造成皮肤损伤。

（10）注意脐、腋下、会阴等皮肤皱褶处的消毒。

（11）实施头、颈后路手术时，应在皮肤消毒前用防水膜保护双眼，防止消毒液流入眼内，损伤角膜。

（12）手术野皮肤消毒注意事项

①消毒剂

a. 根据手术部位、患者年龄、医生需求选择，常见皮肤、黏膜消毒剂参照使用说明书选择、使用。

b. 专人负责、定基数、专柜存放。手术量大的单位可采用专用库房存放。

c. 易燃消毒剂属于危化品类，按照国家危化品管理规范。

②常用手术区皮肤消毒：用2%～3%碘酊涂擦手术区，待其干燥后以75%医用酒精涂擦2～3遍；或使用0.5%～1%碘伏直接涂擦手术区至少2～3遍。

③消毒前准备

a. 检查消毒区皮肤：是否清洁，有破口或疖肿者应立即告知手术医生。

b. 检查消毒剂：名称、有效期、浓度、质量、开启时间等。

c. 防止损伤皮肤：消毒剂使用量适度，不滴为宜；应注意相关部位用垫巾保护。

④消毒时机：应在麻醉完成（除局部麻醉）、体位安置妥当后进行。

⑤确认消毒质量：范围符合手术部位要求；涂擦均匀无遗漏；皮肤皱褶、脐、腋下处的消毒规范；消毒液未渗漏床面。

⑥结肠造瘘口患者，皮肤消毒前应先将造瘘部位用无菌纱布覆盖，使之与手术切口及周围区域相隔离，再进行常规皮肤消毒，最后再消毒造口处。

⑦烧伤、腐蚀或皮肤受创伤患者，应先用生理盐水进行皮肤冲洗准备。

⑧注意观察消毒后的皮肤有无不良反应。

5. 洁净手术间人员管理

（1）洁净手术间人员管理要求为满足手术基本需要的情况下严格控制人数。

（2）参加手术人员需穿好无菌手术衣，戴好无菌手套后面向无菌台站立，等待手术开始后站立在手术台侧方，避开其他工作人员。如靠墙或坐在远离无菌台及手术区域，均是违反无菌原则的行为。

（3）如果手术台上人员需调换位置时，应采取背对背方式进行。

（4）发现任何手术人员无菌手术衣或无菌手套，受到污染或疑似污染时，须立即更换。

（5）手术中避免高声谈话、咳嗽、打喷嚏及人员频繁移动，刷手人员只能接触灭菌物品，非刷手人员不能跨越无菌区域。

（6）手术过程中需更换手术衣时，应先脱无菌手术衣再脱无菌手套，进行外科手消毒后再重新更换无菌手术衣戴无菌手套。

6. 洁净手术间手术前、手术中无菌操作要求

（1）手术开始前半小时停止清扫地面，开启层流等工作。

（2）开无菌台前要进行手卫生。器械及敷料包第一层包布直接用手打开，不可碰到内层包布，第二层包布用无菌持物钳打开，不可跨越无菌区域。干罐的无菌持物钳有效期为 4 小时。

（3）无菌器械台铺置 4 层以上，四周下垂 30cm 以上，距离地面 20cm 以上。

（4）铺置无菌器械台应尽量缩短与手术开始之间的时间。

（5）手术器械、无菌单一人一用一消毒。

（6）一次性物品使用前应检查外包装质量、有效期、以无菌方式打开，用无菌持物钳夹取或穿无菌手术衣护士拿取到无菌区内，不得将物品倾倒或翻扣在无菌台上。

（7）凡已打开放在无菌台上的备用物品，无论是否使用，均不得再放回无菌容器内。

（8）铺巾顺序以手术切口为中心，遵循先下后上、先相对污染后相对清洁、先操作者远端后操作者近端的原则；洗手护士传递手术无菌单时需手持单角，向内翻转遮住手背，不可暴露在手术单外；打开无菌手术单时不可触及操作者腰以下的无菌手术衣；无菌单铺置好后不可随意移动，必须移动时只能向切口外移。最后一层无菌单的铺设，只允许由穿好手术衣、戴好无菌手套的医护人员完成。

（9）棉布铺单操作要点

①切口巾（治疗巾或孔巾）：将4块治疗巾覆盖切口四周，交角固定。也可一次铺下一块长方孔巾形成无菌区。

②铺手术单：遵循先头侧后足侧的原则铺置，覆盖麻醉头架及足侧，悬垂至手术床左右床缘30cm以上。

③棉布类铺单：切口铺单1/3折边，确保手术铺单层数；手术切口周围保证4～6层覆盖。

（10）手术中对无菌物品的安全性有疑问时，应更换新的无菌物品。

（11）传递无菌器械时应避开术野，在无菌区内传递，禁止操作者自行拿取；传递器械前、后应检查器械的完整性，防止缺失部分遗留在手术部位；传递器械的方式应准确，以手术医生接过后无须调整方向即可使用为宜；传递拉钩前应用盐水浸湿。

（12）器械护士护士不得从术者肩后或背后传递器械，巡回护士不可跨越无菌台传递物品，无菌手术器械放置不可超过无菌车边缘。

（13）手术中用过的器械要及时擦拭血迹，减少细菌污染及增殖，接触过肿瘤及空腔脏器的器械视为污染，与正常器械分开放置，严格按照无瘤技术的操作要求进行规范操作。

（14）手术中如手套破损或接触过肿瘤及空腔脏器后，无菌手套被污染或疑似污染应及时更换无菌手套。

（15）如无菌巾或无菌单被浸湿应及时加盖或更换无菌单。

（16）在无菌区域中使用到仪器设备，如术中进行X线透视等检查时，应加铺无菌单或无菌保护套，将切口及手术区覆盖，防止污染，使用后撤除。

第五节　围手术期护理制度

一、目的

在围手术期间，通过为患者制定详细的护理流程，手术室护士能够为患者提供身体上、心理上、精神上及社会的个性化需求和完整的、高品质的护理。

二、适用范围

手术室护理单元。

三、术语

1. 围手术期　围绕手术的一个全过程，从患者决定接受手术治疗开始，到手术治疗直至基本康复的过程。

2. 围手术期护理 在围手术期，护士不仅为患者提供直接的护理，同时还需要与其家属保持良好的沟通，以便获得患者和家属的理解和支持，为患者的身心健康恢复创造良好的环境。

3. 围手术期护理程序 是一个循环的过程，是一种有系统、有依据的计划和提供护理的方法。目标是通过系统检查评估患者健康状况，确认患者需要，决定采取适当措施，达到满足患者健康需要，维护和促进健康的目的。

四、操作规程

1. 手术前安全管理

（1）手术前访视

①除急诊急救手术外，手术室护士应按手术通知单提前一天到病区，详细了解术前诊断、手术名称、手术部位、感染“四项”检验结果、过敏史及手术史、体内有无金属植入物及起搏器等与手术相关的情况。

②与手术医生了解手术术式和可能的变化及需要特殊物品的准备。

③到患者床旁后，问候患者、自我介绍，说明访视的目的。

④根据手术前访视单向患者逐条讲解，包括手术室环境的介绍及术中注意事项；手术、麻醉体位的配合方法及重要性；手术前禁食水时间；手术前将假牙、饰品全部取下；不化妆，不染指甲；手术前排空大小便，更换病号服等注意事项。

⑤评估患者皮肤和血管的情况，查对过敏史、血型、手术部位及金属植入物情况。

⑥根据患者年龄、营养状况、皮肤情况、活动情况、手术体位、手术时长进行压疮风险评估。

⑦根据患者的心理状态，进行必要的心理疏导及护理。

（2）手术有特殊器械、耗材、设备，护士应提前一天准备到位，如有问题要及时报告护士长、主班，与主管医师沟通。

（3）手术室主班护士根据手术安排原则及手术切口种类安排手术间，根据患者病情合理安排手术时间及顺序。

（4）手术室人员须严格执行《手术室患者交接查对制度》认真落实患者身份核查措施，认真填写患者电子交接单，坚决杜绝手术患者、手术部位及手术方式发生错误。

2. 手术中安全管理

（1）巡回护士、麻醉医师、手术医师严格按照《手术患者三方核查制度》进行患者安全核查并签字。

（2）严格执行安全防范措施，每次使用前按照规范要求检查手术床及运送车的安全性，正确使用约束带，防止患者坠床或坠车。

（3）参加手术人员严格执行《手术室无菌技术操作管理制度》，保持无菌物品及无菌区域不被污染，严格执行《手术体位安置管理制度》确保患者安全。

（4）器械护士、巡回护士严格执行《手术物品清点与管理制度》以防止物品遗留。

3. 手术后管理

（1）患者离开手术室前与麻醉医师、手术医师再次进行安全核查，无误后完成手术交接单及各项文书书写，检查患者各项管路通畅并妥善固定。

（2）及时给予患者保暖，保护好患者隐私，术后将患者衣裤及时穿好。

（3）及时对患者进行心理护理，并给予相应的解释。

（4）全麻、腰椎穿刺麻醉患者应去枕平卧；局麻患者根据需求可抬高床头；眼科行动方便的患者可以使用轮椅接送；躁动患者运送过程中应使用约束带固定，防止坠床。

（5）手术后巡回护士电话通知运送人员送患者。

第六节　手术室输血流程及查对制度

一、目的

维持血容量、纠正红细胞减少、纠正凝血功能，保证患者输血安全，规范输血行为。

二、适用范围

手术室护理单元。

三、操作规程

1. 取血流程

（1）麻醉医师根据手术中出血情况向血库提出取血申请，麻醉医师在取血申请单上签字后交给运送人员。

（2）运送人员到取血专用间进行登记，并给血库打电话，将取血申请单传送至血库。

（3）收到血后，携带取血专用箱及登记本送至相应手术间，麻醉医师与巡回护士，首先双方确认取回的血制品是否为此手术间患者的血制品，共同核对患者姓名、性别、床号、病案号、血型、血制品有效期、取血量、交叉配血试验结果以及血制品外观（检查血袋有无破损渗漏，血液颜色、形态是否正常）等，核对无误后，巡回护士在取血单取血者处签字，麻醉医师在复核处签字，巡回护士在取血登记本上签字确认，运送人员将取血登记本传回血库。

2. 输血操作流程

（1）输血前再次由麻醉医师与巡回护士再次核对：患者姓名、性别、床号、病案号、血型、血制品有效期、取血量、交叉配血试验结果以及血制品外观（检查血袋有无破损渗漏，血液颜色、形态是否正常），交叉配血结果及血袋编码，再次确认无误后方可输血，在输血登记本上签字。

（2）输血时应选择使用符合国家标准的输血器进行输血。

（3）输血前后使用注射生理盐水冲洗输血管道。

（4）手术中输血应遵循先慢后快的原则，根据医嘱、患者病情、年龄及血液输注要求调节输血速度。婴幼儿患者输血宜采用注射泵输注。

（5）随时观察静脉通道：保持血液输注通畅，防止输血管道扭曲、受压，当发现针头脱落、移位或阻塞时应及时处理。

（6）严密观察患者血压、心率、呼吸等生命体征，有无输血不良反应，如出现异常情况应及时告知麻醉医师、手术医师，并及时处理。

（7）输注完毕，巡回护士与麻醉医师再次核对患者床号、姓名、血型、血液品种及交叉配血结果，在输血登记本和输血记录单进行记录和签字。

3. 将输完后的血袋用黄色垃圾袋封扎后标明患者床号、姓名、输血结束日期和时间，放入储存血袋专用冰箱，4℃低温保存 24 小时。

4. 在取血和输血过程中，发现问题及时向麻醉医师汇报。

5. 取血、输血注意事项

（1）严禁一名运送人员同时为两名患者取血。输血时必须由两名有执业资质的医生或护士进行核查。

（2）血液制品不应随意加入其他药物。血小板输注前应保持振荡，取出即用。

（3）全血、成分血和其他血液制剂应从血库取出后 30 分钟内输注，4 小时内输完。

（4）用于输注全血、成分血或生物制剂的输血器宜每 4 小时更换一次。手术中输入不同组交叉配血的血制品，应更换输血器。

（5）手术中大量输血时，建议使用输血输液加温仪，确保输血安全。

（6）手术中加压输血时，要确保输血通道的通畅，避免压力过大破坏血液的有效成分。

（7）使用输血加温仪或加压仪器时，遵照仪器设备使用说明进行操作。

6. 常见术中输血不良反应及护理措施

（1）不良反应　发热性非溶血性输血反应、过敏性输血反应、溶血性输血反应。

（2）护理措施

①发生输血反应，立即告知麻醉医师和手术医生，停止输血，更换输血器，静脉输注生理盐水维持静脉通路。

②准备好检查、治疗和抢救的物品，做好相应记录。

③遵医嘱给予药物治疗及配合抢救。

④加强体温管理，采取适当的保温措施。

⑤低温保存余血及输血器，并上报输血科及相关部门。

第七节　手术室护士安全用药管理制度

一、目的

保证围手术期间手术患者的用药安全。

二、适用范围

手术室护理单元。

三、管理原则

护士只能执行规范的医嘱，如护士发现医嘱违反法律、法规、规章或诊疗技术规范规定的，应及时向开医嘱的医师提出，如未果，应向该医师所在科室的负责人或医疗卫生机构负责、医疗服务管理人员报告。

四、操作规程

1. 护士给药应做到“三查八对一注意五不执行”。“三查”是操作前、操作中、操作后查对。“八对”包括床号、姓名、药名、浓度、剂量、用法、时间、药物有效期，“一注意”是注意用药后反应。“五不执行”是指医嘱不全不执行，医嘱不清不执行，用药时间、剂量不准不执行，口头医嘱（除抢救、局麻外）不执行，自备药无医嘱不执行。

2. 口头医嘱（局麻或抢救）

（1）麻醉医生/手术医师开具口头医嘱，护士复述药名、浓度、剂量、用法、时间并得到医师确认。

（2）抢救药物留存空安瓿交于麻醉医生核对并补齐医嘱。

（3）局麻药物核对完交予医生使用，巡回护士及时收费。

3. 嘱托医嘱

（1）手术医生根据手术需求，提前下嘱托医嘱，由病房护士打印在临时医嘱单上并签字。

（2）手术过程中，巡回护士执行嘱托医嘱，取出药物并查阅病历，确认患者无该类药品的药物过敏史。

4. 准备并遵循无菌操作原则抽取药液，核对药名、浓度、剂量、用法、时间是否正确。

5. 抽药后与麻醉医生/手术医师双人共同核对药名、浓度、剂量、用法、时间是否正确。

6. 给药前护士需再次复述药名、浓度、剂量、用法，待麻醉医生/手术医师确认后方可执行。

7. 给药过程中注意观察患者用药时的反应。

8. 给药后护士第三次复述药名、浓度、剂量、用法，确认执行正确。

9. 若为茂菲氏小壶静脉给药，应先确认患者正在输注的药液与即将经茂菲氏小壶给予的药液无配伍禁忌。

10. 毒麻药使用前由麻醉医生开具麻醉处方并与护士核对后签字，护士根据处方抽取药品。

11. 实习护士、进修护士、无执业证书护士必须在注册护士的监督、指导下给患者用药。

第八节　手术体位安置管理制度

一、目的

规范医护人员在为手术患者安置手术所需体位时的行为，保证手术野的充分暴露，适合手术者的操作，全面考虑患者的生理代偿功能，保护患者隐私，保障患者安全。

二、适用范围

手术室、心导管室、内镜室、介入手术室及其他实施有创检查及治疗部门。

三、术语

1. 手术体位　由手术医生、麻醉医生、手术室护士共同确认和执行，根据生理学和解剖学知识，选择正确的体位设备和用品，充分显露手术野，确保患者安全与舒适。标准手术体位包括仰卧位、侧卧位、俯卧位，其他手术体位都在标准体位基础上演变而来。

2. 仰卧位　将患者头部放于头枕上，两臂置于身体两侧或自然伸开，两腿自然伸直的一种体位。根据手术部位及手术方式的不同摆放各种特殊的仰卧位，包括头（颈）后仰卧位、头高脚低仰卧位、头低脚高仰卧位、人字分腿仰卧位等。

3. 侧卧位　将患者向一侧自然侧卧，头部侧向健侧方向，双下肢自然屈曲，前后分开放置。双臂自然向前伸展，患者脊柱处于水平线上，保持生理弯曲的一种手术体位。

4. 俯卧位　患者俯卧于床面，面部朝下，背部朝上，保证胸腹部最大范围不受压，双下肢自然屈曲的手术体位。

四、操作规程

1. 手术体位安置原则

（1）手术体位安置应由手术医生、麻醉医生、巡回护士共同完成，在减少对患者生理功能影响的前提下，充分显露手术野，保护患者隐私。

（2）为确保患者安全，在骨隆突处衬软垫，以防压伤；摩擦较大部位置软垫，以尽量减少剪切力；注意分散压力，防止局部长时间受压；注意保护患者皮肤完整性。

（3）充分暴露手术野，为保持手术体位固定和稳定，防止术中体位移动或变化影响手术，减少手术时间，保持人体正常的生理弯曲及生理轴线，维持各肢体、关节的生理功能体位，防止过度牵拉、扭曲及血管神经损伤。

（4）保证患者呼吸通畅，在俯卧位安置时应在胸腹部下放置枕垫，枕垫间须留一定空间，使呼吸运动不受限制，确保呼吸通畅。

（5）保持患者循环稳定，不影响患者血液循环，在患者侧卧或俯卧时可导致回心血量下降，应注意保持静脉回流良好，避免外周血液回流受阻，肢体固定要加衬垫不可过紧。

（6）避免压迫患者外周神经，术中上肢外展不得超过90°，以免损伤臂丛神经；截石位时保护下肢腓总神经，防止受压；俯卧位时小腿垫高，使其保持足尖自然下垂状态。

（7）避免过度牵拉患者肌肉骨骼使其保持功能位。

（8）防止发生体位并发症，在移动患者时告知麻醉师做好准备，动作轻缓，用力协调一致，防止体位性低血压或血压骤然升高以及颈椎脱位等。

（9）正确约束患者，松紧度适宜（以能容纳一指为宜），维持体位稳定，防止术中移位、坠床。

2. 标准手术体位

（1）符合标准体位安置的基本条件

①充分评估患者个人身体状况，根据手术体位评估患者身体受压部位的情况，采取相应的预防措施。

②科学设计所需体位的安置方案，安置体位时手术团队成员应当相互沟通，确保体位安置准确，各类管路安全，防止坠床等。

③根据手术类型、手术需求、产品更新的情况，选择适宜的体位设备及用品，定期对体位设备和用品进行检查、维修、保养、清洁和消毒，使其保持在正常功能状态。

④根据生理和解剖知识考虑患者舒适度，安置体位后或变换体位后，应对患者身体姿势、组织灌注情况、皮肤完整性和安全带固定位置以及所有衬垫、支撑物的放置情况进行重新评估，并观察原受压部位的情况，以及保持人体正常的生理弯曲，保持患者呼吸通畅、循环稳定。

⑤提供充足时间安置体位，手术前提前准备好体位设备和用品，保证其处于备用状态。在运送、移动、升降或安置患者体位时宜借助工具，确保患者和医护人员的安全。

（2）标准体位安置方法

①仰卧位

a. 头部置头枕并处于中立位置，头枕高度适宜。头和颈椎处于水平中立位置。

b. 上肢掌心朝向身体两侧，肘部微屈用布单固定。远端关节略高于近端关节，有利于上肢肌肉韧带放松和静脉回流。肩关节外展不超过 90°，以免损伤臂丛神经。

c. 膝下宜垫膝枕，足下宜垫足跟垫。

d. 距离膝关节上 5cm 处用约束带固定，松紧适宜，以能容纳一指为宜，防止腓总神经损伤。

②侧卧位

a. 取健侧卧，头下置头枕，高度平下侧肩高，使颈椎处于水平位置。腋下距肩峰 10cm 处垫胸垫。

b. 术侧上肢屈曲呈抱球状置于可调节托手架上，远端关节稍低于近端关节；下侧上肢外展于托手板上，远端关节高于近端关节，共同维持胸廓自然舒展。肩关节外展或上举不超过 90°；两肩连线和手术台呈 90°。

c. 腹壁用固定挡板支持耻骨联合，背侧用挡板固定骶尾部或肩胛区（离手术野至少 15cm）。共同维持患者 90°侧卧位。

d. 双下肢约 45°自然屈曲，前后分开放置，保持两腿呈跑步时屈曲位姿态。两腿间用支撑垫承托上侧下肢。

e. 双下肢和左、右上肢分别用约束带固定。

③俯卧位

a. 根据手术方式和患者体型，选择适宜的体位支撑用物，并置于手术床上相应位置。

b. 麻醉成功，由医护人员共同配合，采用轴线翻身法将患者安置于俯卧位支撑用物上，妥善约束，避免坠床；检查头面部，头部置于头托上，保持颈椎呈中立位，维持人体正常的生理弯曲，选择前额、两颊及下颌作为支撑点，避免压迫眼部眶上神经、眶上动脉、眼球、颧骨、鼻及口唇等部位。

c. 将前胸、肋骨两侧、髂前上棘、耻骨联合作为支撑点，胸腹部悬空，避免受压，避开腋窝。注意保护男性患者会阴部以及女性患者乳房部；双腿置于腿架或软枕上，保持功能位，避免双膝部位悬空并给予减压垫保护，双下肢略分开，足踝部垫软枕，踝关节自然屈曲，足尖自然下垂，约束带置于膝关节上 5cm 处。

d. 双上肢沿关节生理方向旋转，自然向前放于头部两侧或置于托手架上，高度适中，避免指尖下垂，用约束带固定。

（3）常见体位并发症及预防

①常见体位并发症：压疮、意外伤害（如坠床、意外电灼伤、结膜炎等）

②预防：

a. 手术前认真做好患者全身情况的评估，手术中仔细观察，及时处理、及时记录。

b. 摆放或改变患者体位前，保护患者头部及各种管路的稳定性和连接固定。

c. 体位安置完成后认真检查患者身体间、身体与手术床间、身体与金属物品间是否接触，防止发生意外电灼伤。

d. 手术过程中保持患者皮肤干燥，防止消毒液、渗液、冲洗液、汗液等浸湿床单，避免压疮及意外烧伤发生。

e. 手术中头低位尽可能垫高头部，防止长时间头低位引起眼部并发症。

f. 手术中更换手术体位时，应注意采取防止身体下滑的措施，避免剪切力的产生。

g. 手术情况允许时，每 2 小时适当调整体位，以缩短局部组织的受压时间。

h. 粘贴及揭除电极板、负极板，搬动患者时动作要轻柔勿拖拽，防止发生人为意外伤害。

i. 手术结束，应检查评估患者皮肤情况，并做好交接。

j. 认真做好皮肤情况评估及记录，如有问题时需记录原因、症状、处理措施并签名。

第九节 手术室离体组织处理流程及查对制度

一、目的

离体组织作为病理标本组织送检是涉及患者诊断及治疗的关键环节，其留取送检的原则是应防止手术标本丢失、混淆、干涸、自溶、送检错误等，妥善保管、及时送检、尽快诊断。护理人员主动谨慎协助术者完成病理标本组织送检，确保无误。

二、适用范围

手术室护理单元。

三、术语

离体组织 手术中切除的人体组织，包括关节置换手术切除的部分关节组织、截肢手术切除的患侧肢端、扁桃体切除术切除的肥大腺体、前列腺切除术切除的肥大前列腺等均属于离体组织，均应送病理。此定义不包括常规剖宫产娩出的胎盘组织，如符合胎盘病理学检查要求，科室自行决定是否送检。

四、职责

1. 离体组织未经术者同意不得遗弃。

2. 离体组织不得由患者或家属拿走或送检，须由专人送至病理科。

3. 器械护士应根据医嘱妥善保管标本组织，并及时按规定处理。

4. 手术室护士有责任督促术者及助手按照规定及时固定、保存、送检病理标本组织。

5. 严格请示汇报制度，出现疑问、特殊情况应立即汇报。

6. 严格岗位职责，主班护士、夜班护士每日按照规定检查病理标本送检情况。

五、操作规程

1. 离体组织存放

（1）手术中

①常规离体组织：器械护士应将离体组织用湿盐水纱布包裹，保持标本湿润；根据标本的类型、体积、数量，选择合适的容器盛装，放置在无菌区域的安全位置，防止污染无菌台，并避免挤压或损坏，及时做好标识，以防止标本丢失、混淆。

②冷冻切片离体组织：送检者应提前填写病理送检单、离体组织产生后应立即送检，不应用固定液固定。送检前由器械护士、手术医生及巡回护士按核对内容（科别、患者姓名、住院号、离体组织名称、采取部位），核对无误方可送检，通知配送人员到所在手术间取标本，巡回护士将手术间电话及检验类型填写于病理单顶端，与配送人员做好交接，并于冰冻送检本上登记，配送人员核查无误后签字并立即送往检验科，检验科人员核查无误后签字并将登记本传回手术室。注意严格检查纱布、缝针等物品清点无误，严禁送检离体组织时将手术物品带出手术室。

③不同离体组织放置要求

a. 较大离体组织放置在弯盘内，不得外露（注意检查是否存在包裹纱布）；若离体组织过大时，可单独放置于专用大盆内。

b. 脑外、五官科小离体组织放置在装有生理盐水的药杯内，杯口用小方纱覆盖，橡皮筋固定。

c. 需焚烧的离体组织，直接递至台下，装在黄色垃圾袋里，扎紧袋口。手术完毕由手术医师联系太平间人员交接后签字。

（2）手术结束后离体组织处理流程

①手术结束后器械护士立即将离体组织交手术医生送检；二人共同核对送检离体组织的部位、名称、数量。

②手术医生按要求填写病理送检单、将患者信息正确填写在离体组织袋上。如一患者有多个病理离体组织，应逐一分装，并在病理送检单中对应逐项填写，逐一标示清晰。杜绝一袋装多个离体组织。

③手术医生选择规格适宜的离体组织标本袋，过大的离体组织应选择足够大的标本袋盛放。

④手术医生携带离体组织，到病理标本室进行登记；将标本袋或容器内加入病理离体组织固定液福尔马林（10%中性甲醛缓冲液），固定液的量至少为手术标本的10倍，并确保离体组织全部浸泡于固定液之中，将离体组织和病理送检单一起放入专用送检标本盒内。

（3）器械护士术后到标本间核查离体组织流程

①将离体组织及病理送检单从专用送检标本盒内拿出。

②检查病理送检单填写内容是否完整，签字清晰完整，将离体组织标本袋上内容与病理送检单、术后病理交接单内容核对无误，在器械护士一栏处签字确认。

无误：将离体组织重新放入对应的离体组织专用送检标本盒内。

有误：立即查找，并报告手术医生及上级领导。

2. 运送人员与病理科人员的交接流程

①运送人员将离体组织、病理交接单、病理送检单由病理运送电梯传送至病理科。

②病理科人员核对无误后在病理交接单接收者一栏签字确认。

③遇有不合格的离体组织，及时告知送检手术医生及手术护士，及时进行处理。

第十节　手术部位感染管理制度

一、目的

有效预防和控制手术部位感染，提高医疗质量，保证患者安全。

二、适用范围

手术室护理单元。

三、术语

1. 手术部位感染　指围手术期发生在切口或手术深部器官或腔隙的感染。

2. 手术切口分类

（1）Ⅰ类（清洁）切口　手术未进入炎症区，未进入呼吸道、消化道及泌尿生殖道及口咽部位。

（2）Ⅱ类（清洁－污染）切口　手术进入呼吸道、消化道或泌尿生殖道但无明显污染，例如无感染且顺利完成的胆道、胃肠道、阴道、口咽部手术。

（3）Ⅲ类（污染）切口　新鲜开放性创伤手术；手术进入急性炎症但未化脓区域；胃肠道手术时，有胃肠道内容物（食物残渣、消化液）溢出并污染切口；术中无菌技术有明显缺陷（如开胸心脏按压）者。

四、管理规范

1. 严格执行医院有关规章制度和操作规程。

2. 根据患者的诊断、实施的手术方式，合理安排手术间及手术台次。

3. 根据手术切口分类，严格执行皮肤消毒。

五、操作规程

1. 手术安排原则

（1）按手术前诊断安排手术台及手术顺序。原则上需将清洁手术与感染手术分开。如有实际困难，应先做清洁手术再做感染手术。

（2）有传染病手术应按传染病种类分别安排。

（3）如有烈性传染病者应在其他手术完毕后方可进行。

（4）在手术安排上，非感染手术在先，感染手术在后。

2. 手术区域皮肤消毒的原则　严格按外科学总论规定的范围，先消切口处，再向切口周围扩散，手术切口部位用消毒剂进行消毒，准备区域必须大到可以扩展切口或建立新的切口或引流管的位置，先消毒清洁处，再消毒污染处。

3. 手术人员严格按照《医务人员手卫生规范》进行外科手消毒。

4. 手术中保持手术门关闭状态，最大限度减少人员数量和流动，尽量保持手术室正压通气。

5. 保证使用的手术器械、器具及物品等达到灭菌水平。

6. 若手术时间超过3小时或手术时间长于所用抗菌药物半衰期或失血量大于1500ml，手术中应遵医嘱追加抗菌药物。

7. 手术人员尽量轻柔地接触组织，保持有效止血，最大限度减少组织损伤。

8. 术中保持患者体温正常，防止低体温，需要局部降温的特殊手术执行具体专业要求。

9. 冲洗手术部位时，应当使用37℃的无菌生理盐水等液体。

10. 医务人员接触患者手术部位或更换手术切口敷料前后应当进行手卫生。

第十一节　危重患者抢救制度

一、目的

在手术中因患者病情本身急危重或因突发急危重状况时，因病情严重随时发生生命危险时，需遵守的制度。

二、适用范围

手术室护理单元。

三、术语

危重患者　手术患者本身病情危重或因手术中突发急危重状况者。

四、操作规程

1. 对于已知晓的急危重手术患者，护士长亲自参与，或应安排经验丰富的护士参与配合手术，并充分做好抢救准备工作。

2. 正常工作期间，在手术中因各种原因患者出现急危重状况时，巡回护士除积极配合抢救工作外，须迅速通知主班护士请求援助，主班护士马上报告护士长或负责人，并安排人员协助。

3. 节假日或夜班时，夜班主班护士代替护士长权力，积极配合抢救工作，并及时上报护士长或通知备班护士。如遇抢救，人员短缺时，通知到任何人都不可推诿，并在最短时间内赶到。

4. 由护士长/主班护士/值班护士/高年资护士迅速负责组织调配人员，参加抢救人员要坚守岗位，不得擅离职守，各负其责。

5. 用药必须两人核对，使用后的空安瓿均应保留至抢救结束核对记录完毕后方可按规定处理。

6. 急救用具及用药，设专人负责，定期检查。

7. 紧急抢救原则

（1）迅速解除呼吸道梗阻，保持呼吸道通畅，给氧、吸痰。

（2）迅速建立静脉通道，若穿刺困难，立即协助医生做深静脉穿刺静脉切开，需要输血者，立即准备输血器材。

（3）迅速备齐急救物品。①药品：包括盐酸肾上腺素、阿托品、多巴胺、地塞米松、利多卡因、氯化钙、盐酸异丙肾上腺素、呋塞米、5%碳酸氢钠等。②仪器设备：包括除颤器、心电图机、心脏监护仪、血液加温仪、心脏按压包等；除颤器应处于备用状态，并置于手术间便于取用的位置上。

（4）严格按医嘱给药，严格执行“三查八对”制度，及时记录用药、治疗、复苏的全过程。使用中的注射器、液体袋，必须贴有药名、浓度、剂量标志。使用后的药袋或瓶，全部保留至抢救结束。

（5）固定患者，及时使用约束带，防止坠床，并注意保暖。

（6）保持良好照明，协助安装人工呼吸机、除颤器等。

（7）密切观察体温、脉搏、呼吸及血压变化，并详细记录。

（8）严格执行无菌技术操作规程，及时、准确留取各种标本，随时配合手术、麻醉医生工作。

（9）具有防受伤观念，一切操作应轻、稳，防止粗暴，避免在抢救中并发其他损伤。

（10）抢救完毕，及时清洁、整理、补充急救药品和器材，保持基数齐备，器材性能良好。

第十二节 手术室护士交接班制度

一、目的

为保证手术患者的安全和护理工作的连续性，护士必须认真做好交接班。

二、适用范围

手术室护理单元。

三、管理规范

1. 各班人员必须坚守岗位，履行职责，保证各项治疗、护理工作及时进行。

2. 每班必须按时交接班，接班者提前 5 ~ 10 分钟到岗接班，交接班时须在现场当面交接清楚后，交班者方得离开岗位。

3. 夜班护士在交班前完成本班的各项工作，如有手术未完成时，必须按术中交接班制度与接班者详细交班。

4. 在手术过程中，手术允许的情况下，做好器械、巡回的交接班工作。

5. 交班中如发现病情、治疗、器械、物品等交接不清，应立即查问。接班时如发现问题，应由交班者负责；接班时如因交班不清，接班者有权拒绝接班。接班后因交班不清，发生差错事故或物品遗失，应由接班者负责。

四、操作规程

1. 夜（值）班交班

（1）每日全体护士晨交班（节假日除外）

①夜班护士应认真填写交班本，要求字迹整齐、清晰。

②夜班护士负责交清昨日常规手术结束时间、急诊手术、物品清点、标本检查、血袋检查、门窗水电等检查情况。

③夜班护士书写全天手术统计情况并交班。

④夜班护士做特殊情况的交班（如回路垫的安排、有压疮贴患者的手术间、手术床充电情况、手术调整情况等）。

⑤夜班护士对访视表中患者特殊情况进行交班（如假牙、过敏史、内植入物、皮肤评估情况及特殊情况等）。

⑥护士长总结夜班交班情况，并将检查到的临床问题和工作中要求注意的事项进行交班，针对重点内容进行提问。

⑦护士长传达院办、护理部及科室会议内容。

（2）下午交班（主班与夜班护士交班）

①由主班护士书写交班本上白班交班内容，并与夜班护士交白班手术情况。

②由主班护士与夜班护士交未结束择期手术、急诊手术情况。

③主班护士与夜班护士交各类钥匙、值班手机及充电器。

④主班护士交特殊情况的手术及事件。

⑤节假日按照夜班护士职责进行交接。

2. 手术中交班

（1）器械护士交接班

①器械护士于交班前要自己清点一遍器械、敷料、缝针等，分类放好，做到心中有数，以便交班。

②交班者与接班者交手术名称及手术进展情况、手术标本等。

③特殊器械、贵重仪器、耗材等要交接清楚，接班者需检查其性能。

④交班者与接班者及巡回护士共同按照手术清点单上的内容逐一清点核对，确认无误后方可离开。

（2）巡回护士交接班制度

①交班者与接班者交手术间内容：手术间物品、药品、各种仪器设备、无菌物品等。

②交班者与接班者交手术患者情况：患者诊断、麻醉方式、手术名称、术中情况、输液及静脉穿刺部位情况、输血、用药量、出血量、尿量、病区带来的物品、皮肤情况及护理等内容，按手术情况做好手术患者的护理记录及所有书面记录。

③双方共同检查患者身体受压部位及放置负极板部位情况，如有异常应做好记录并向护士长报告，术后与病房做好交接。

④交班者与接班者与器械护士共同按照手术清点单上的内容逐一清点核对，确认无误后方可离开。

第十三节　护理文件书写制度

一、目的

规范护士护理文件的书写，以保证记录符合要求。

二、适用范围

手术室护理单元。

三、管理原则

临床护士客观、真实、准确、及时、完整、规范书写护理文件。

四、操作规程

1. 护理文件种类　手术护理记录单、手术患者交接单。

2. 护理文件形式　手写、电子。

3. 护理文件书写要求

（1）书写时使用蓝黑墨水或碳素墨水笔。

（2）如需打印在移动护理信息系统中书写的护理文件时，应当符合病历保存的要求。

（3）护理文件书写应当使用中文，通用的外文缩写和无正式中文译名的症状、体征、疾病名称等可以使用外文。

（4）护理文件书写应规范使用医学术语，文字工整、字迹清晰、表述准确、语句通顺、标点正确。

（5）护理文件书写过程中出现错字时，应当用双线划在错字上，保留原记录清楚可辨，注明修改时间，修改人签名。不得采用刮、粘、涂等方法掩盖或去除原来的字迹。

（6）护士长和高年资护士有审查修改低年资护士、进修护士、实习护士书写的护理文件的责任。

（7）护理文件应当按照规定的内容书写并由相应护士签名。实习护士、进修护士、无执业证书护士书写的护理文件，应由本护理单元的注册护士审阅、修改并签名。

（8）护理文件书写一律使用阿拉伯数字书写日期和时间，采用 24 小时制记录，具体到分钟。

第十四节　手术室护理不良事件上报制度

一、目的

通过报告不良事件，及时发现潜在的不安全因素，及时收集医疗运行过程中的不良信息，通过数据汇总、分析研究，及时发现事故隐患或危险状况，防止严重的不安全事件或医疗事故发生。

二、适用范围

手术室护理单元。

三、操作规程

1. 发生护理不良事件后，当事人立即报告主管医生和护士长，采取补救措施，避免或减少对患者身体健康的损害。

2. 护士长向科护士长、护理部报告不良事件的经过、原因、采取的措施及后果。

3. 发生不良事件后的各种有关记录及造成不良事件的药品、标本、器械均应妥善保管，不得擅自涂改、销毁，以备鉴定。因抢救急危患者，未能及时书写病历的，有关医务人员应当在抢救结束后 6 小时内据实补记。

4. 护理部接到不良事件报告后，立即进行调查、核实。

5. 当班护士在移动护理信息系统的护理管理界面《护理不良事件报告表》中填写事件经过、处理措施。

6. 护士长组织本单元全体护理人员进行讨论（有护理部工作人员参加），分析导致事件发生的原因、性质并提出改进措施，科室对当事人予以处理，同时在移动护理信息系统的护理管理界面护理不良事件报告表中完成原因分析、改进措施的填写并提交科护士长，审查后提交护理部。

7. 事件对患者造成不良影响时，召开护理质量管理委员会对事件进行讨论，提交处理意见，协同医务处做好处理工作。

8. 护理部对护理单元改进措施的落实情况进行督察。

9. 护理部每季度将全院上报的护理不良事件情况在全体护士长会上通报，隐去当事人姓名、科室，通报事件经过、导致事件发生的根本原因及改进措施。

第十五节　手术室护理不良事件管理制度

一、目的

分析手术室护理不良事件发生的原因，进而提出相应的防范措施，保障手术安全及患者安全。

二、适用范围

手术室护理单元。

三、术语

1. 护理不良事件　是指在护理工作中，不在计划中、未预计到或通常不希望发生的事件，包括患者在住院期间发生的一切与治疗目的无关的事件，如护理缺陷、药物不良反应、仪器设施所致不良事件、意外事件等。

2. 伤害事件　并非原有疾病所致，而是由于医疗护理行为造成患者死亡、住院时间延长或离院时仍带有某种程度的失能，原称护理差错和护理事故。

四、操作规程

1. 手术室不良事件的范畴

（1）手术中由于不遵守操作规范或清点不清，将器械、纱布等异物留在患者体腔、伤口内，造成不良后果。

（2）由于不严格执行查对制度，导致输血、用药错误，造成不良后果。

（3）由于手术器械包中遗漏重要器械、消毒过期或未经消毒无法使用而影响手术。

（4）由于责任心不强，丢失/损坏血液，丢失/遗漏/损坏/混淆各种手术标本，以及未及时送检而影响检验结果，造成不良后果者。

（5）由于对药品、器械、仪器不注意保管维修，不遵守技术操作规程，导致发生损坏、变质而影响抢救者。

（6）同一病区连台手术时，由于没有按时间顺序接台或调换手术间导致接错患者。

（7）手术时未认真执行三方核查制度，导致手术部位错误。

（8）由于手术体位安置不当导致患者皮肤、神经、血管等长时间受压，如膀胱截石位时致腓总神经的损伤，上肢过度外展时或头低脚高位上肩托不当致臂丛神经拉伤，后颅凹手术时致面部皮肤被压伤等。

（9）由于未粘贴或未完好粘贴负极板的情况下使用电刀、输出功率过大、手术患者身上带有金属（如金属假牙，安装心脏起搏器等），手术中患者裸露皮肤与金属接触，导致患者局部皮肤及组织烧伤。

（10）由于手术前没有对仪器设备进行开机检查，未及时发现故障，常见于吸引器无负压，电刀无功率输出，气压止血带漏气等，轻者延误手术时间，重者造成出血过多，甚至危及生命。

（11）未掌握无菌技术和手术中无瘤技术操作，手术中涉及空腔脏器手术或污染手术未实施规范的隔离技术，术中接触癌组织时未注意隔离，容易导致手术中感染和癌细胞的种植。

（12）手术记录描述不准确，尤其是手术名称、手术中特殊情况的记录不准确，一旦产生医疗纠纷，不利于举证。

（13）患者发生跌倒、坠床。

2. 护理不良事件的危害　增加患者痛苦、增加患者费用、影响医院效率、影响医院信誉。

3. 护理不良事件分类

（1）不可预防的　正确的护理行为造成的不可预防的损伤。

（2）可预防的　护理过程中由于未能防范的差错或设备故障造成的损伤。

4. 护理不良事件防范措施

（1）预防为主，建立健全规章制度。

（2）开发人力资源，完善质量体系。

（3）完善沟通机制，正确执行医嘱。

（4）提高风险意识，加强细节、环节管理。

（5）树立法律意识，强化法制观念。

（6）规范护理文书，提供有用信息。

（7）加强新技术、有创技术的准入管理。

（8）应用分析软件实行不良事件科学管理。

（9）设立经验分享日，从经验教训中学习。

5. 加强细节管理保障护理安全

（1）为患者提供连续、全程护理服务。

（2）强化护理安全过程监控。

（3）将差错苗头控制在嫩芽状态。

（4）查对安全、清点安全、用药安全、管道安全、预防走失、跌倒、烫伤等。

（5）实施常规工作流程，落实危重患者抢救程序。

（6）制定突发公共事件应急预案。

（7）发现不良事件立即上报，避免不良后果发生。

（8）发生护理不良事件后，当事人立即报告主管医生和护士长，采取补救措施，避免或减少对患者身体健康的损害。并按照手术室护理不良事件上报制度执行。

（9）不良事件发生一周内，由护士长组织全体护士讨论分析原因，研究改进方法，提出改进意见，晨交班组织大家统一学习。

第十六节　手术室尸体护理管理制度

一、目的

因各种原因患者在手术室死亡，为尊重生命，尊重死者并给家属以安慰，须认真做好尸体护理。

二、适用范围

手术室护理单元。

三、管理规范

1. 在手术室患者死亡，由医生作出死亡诊断，电话通知太平间，经专用电梯接走尸体。

2. 在尸体料理的时候，家属和医护人员应始终保持尊重死者的态度，不随便摆弄、不随意暴露尸体，严肃认真地按操作规程进行料理。既不能畏缩不前，也不能打逗乱语。动作敏捷果断，以防尸体僵硬造成料理困难。并注意死者的宗教信仰和民族习惯。

四、操作规程

1. 确认患者死亡后，由手术医生向家属交代相关事宜。

2. 护士做好尸体料理环境的准备与用物的准备。穿隔离衣，戴帽子、口罩、戴手套；环境整洁、肃穆；备药棉、擦洗用具等。

3. 缝合、包扎好伤口；拆除各类管道；将死者平卧，两手放在身旁，双目紧闭。对不闭目者可用棉拭子浸湿放在死者眼睑上，使其闭目。如有假牙应尽量戴好以维持死者面部容貌。如果嘴闭合不上，可在颌下放入小枕垫之类的物件使其闭合。应把死者的头发梳理好，将污渍清洗干净。有假牙者应予戴上；对腔隙如鼻、耳、口腔、肛门、阴道等仍可能流血或仍有液体渗出者，可用棉球、凡士林纱布等堵塞。

4. 打电话给太平间工作人员，推平车到尸体运送梯入手术室。当班护士核对接收尸体人员员工胸牌，确认身份。交接尸体时，由太平间工作人员为患者穿好衣裤后再用包被包裹尸体，并将尸体鉴别卡固定在包尸单上。

5.《尸体接收单》由太平间工作人员和当班护士共同签字，太平间留存，不进病历。然后用平车送至太平间。

6. 做好手术间的终末处理，彻底清洁消毒工作。如果是传染病患者，需要按照消毒隔离技术进行操作，以防止传染。

7. 注意事项

（1）严肃认真，一丝不苟。

（2）对社会负责：对于死者的衣物等，应予以彻底的消毒再进行处理。特别是患有传染病的死者，其尸体料理更应该严格按照隔离消毒常规进行料理，防止传染病的传播给社会带来危害。

（3）妥善料理遗嘱和遗物，患者在手术室死亡，医护人员应清点和保管好死者的遗嘱、遗物，及时移交给家属或所在单位领导。

第五章　手术室感控管理制度

第一节　手术室感染管理小组职责

一、组成人员

科主任、感控医生、护士长、感控护士。

二、管理规范

1. 负责本科室医院感染管理的各项工作，根据本科室医院感染防控的要求，制定感控管理制度，并组织实施。

2. 组织本科室医院感染预防与控制知识的培训。

3. 对医院感染病例及感染环节进行监测，采取有效措施，降低本科室医院感染发病率；发现有医院感染流行趋势时，及时报告医院感染管理科，并积极协助调查。

4. 督促本科室按照抗菌药物使用规范，合理使用抗菌药物。

5. 检查、督促手术室人员严格执行医院感染管理制度、消毒隔离制度、手卫生规范、无菌技术操作常规，及时反馈有关信息。

6. 负责本科室第三方人员（物流人员、布草人员及保洁人员）的感控管理及培训。

7. 负责对医务人员预防医院感染的职业卫生安全防护工作提供指导。

8. 按规定进行消毒灭菌效果和环境卫生监测，保证符合相关标准要求。

9. 每月召开一次质控会议，针对存在问题进行原因分析，采取相应改进措施。

10. 定期进行医院感染卫生学监测，并做好登记留存备查。

11. 及时了解手术患者医院感染情况，发现或可疑医院感染病例时，积极协助配合医生查找感染源和感染途径并采用预防控制措施。

12. 做好手术室医务人员职业暴露与职业防护，及时填报本科室医务人员职业暴露登记表及职业暴露后的处理。

13. 监督检查手术室日常清洁消毒及终末消毒管理情况。

第二节　手术室医院感染预防与控制管理制度

一、建筑与布局的要求

1. 手术室建筑布局应符合国家的相关标准，满足手术室感染控制的要求，应设隔离手术间。

2. 手术室应独立成区，与临床手术科室相邻，与放射科、病理科、消毒供应中心等部门之间路径便捷，出入路线应符合洁污分开、医患分开的原则。

3. 根据环境卫生清洁等级，手术室应分设限制区、半限制区和非限制区。

4. 每个手术间应设 1 张手术床。

5. 应设置外科洗手设施。

二、手术间的基本要求

1. 墙面平整，应采用防潮、防霉、不积尘、不产尘、耐腐蚀、易清洁的材料。墙面下部踢脚应与地面成一整体，踢脚与地面交界的阴角应做成圆角，墙体交界处的阴角应成小圆角。

2. 地面应平整、防水，应采用耐磨、耐腐蚀、易清洁的浅色材料，不应有开放地漏。

3. 吊顶不应采用多缝石膏板。

4. 门窗密闭良好，不应随意开启。

三、物体表面的清洁和消毒

1. 应采取湿式清洁消毒方法。

2. 清洁消毒用品应选择不易掉纤维的织物，不同区域清洁工具应有明确标识、分开使用，用后清洗消毒并干燥存放。

3. 每天清晨应对所有手术间环境进行清洁。

4. 手术间所有物体表面，如无影灯、麻醉机、输液架、器械车、地面等宜用清水擦拭，并在手术开始前至少 30 分钟完成。

5. 手术中尽量避免血液、体液污染手术台周边物体表面、地面及设备，发生可见污染或疑似污染时，手术结束应及时进行清洁消毒。

6. 每台手术结束后应对手术台及周边至少 1 ~ 1. 5m 范围的物体表面进行清洁消毒。

7. 全天手术结束后全面对手术间地面和物体表面进行清洁消毒。

8. 每周应对手术间地面、物体表面和墙面进行清洁消毒。

9. 朊病毒、气性坏疽及突发不明原因传染性疾病患者手术结束后，应按要求进行终末消毒。

四、空气净化系统的控制

1. 手术进行中手术间的门应保持关闭状态。

2. 洁净手术间各功能区域的空气净化系统应独立设置。

3. 洁净手术间空气净化系统的回风口应设低阻中效或中效以上过滤设备。

4. 隔离手术间应采用独立空气净化系统，新风口和排风口间距离不少于 10m，应采用零泄漏负压高效的排风设备。

五、洁净手术间空气净化系统的日常管理

1. 洁净手术间空气净化系统日常管理和维护应由专业技术人员负责。

2. 空气处理机组的普通送风口应每月检查、清洁。当送风末端出风面被污损时应及时更换。

3. 每日术前应记录洁净手术间的静压差、风速、温度、湿度。

4. 每日第一台手术前30分钟空气净化装置应当正常开启。

5. 连台手术应按要求进行物体表面清洁消毒，自净时间按照层流净化手术室等级要求进行自净。

6. 全天手术结束进行清洁消毒后，空气净化系统应继续运行30分钟。

7. 空气净化装置应在有效期内使用，按生产厂家的说明进行维护并定期更换，污染后及时更换。

六、负压手术间使用后的处理

1. 负压手术室地面、各种用具和设备表面的清洁、消毒工作应在每次开机前和手术结束后进行，净化系统应连续运行到清洁、消毒工作完成后30分钟。

2. 实施不同病原体的手术时，应按卫生主管部门批准的消毒方法进行消毒。

3. 排风机组：特殊感染手术后，排风机组污染时，先用有效氯擦拭排（回）风口外表面，再更换高效过滤器，操作人员应有防护措施，可安全便捷拆卸过滤器机组，换下的过滤器应密闭运出，焚烧处理。

七、过滤器的更换

1. 初效过滤器1～3个月更换一次。

2. 中效过滤器宜6个月至1年更换一次。

3. 亚高效过滤器宜12个月以上更换一次。

4. 高效过滤器宜36个月以上更换一次。

八、人员的管理

1. 手术室人员配备应符合有关规定。

2. 医护人员、保洁人员应定期接受感染预防与控制知识的培训并进行考核。

3. 应限制与手术无关人员的出入，进入限制区的非手术人员应按照人员流动路线要求，在限制范围内活动。

4. 洁净手术间应在满足手术基本需要的情况下严格控制人数。

5. 患有急性上呼吸道传染性疾病、皮肤渗出性损伤、脓肿等处于感染期的医务人员不得进入手术室限制区。

6. 参加手术人员在实施手术前应做好个人清洁。

7. 手术中避免人员频繁走动、高声喧哗。

8. 手术中不应随意出入手术间。

9. 参观人员及临时需要进入限制区的人员，应在获得手术室科主任、护士长批准后由接待人员引导进入，不得互串手术间。

10. 参观人员与术者距离应在 30cm 以上，参观人数每个手术间不应超过 3 人。

11. 工作人员进入手术室，应更换手术室提供的专用刷手服、鞋帽、外科口罩等；服装面料应符合舒适、透气、阻水、薄厚适中、纤维不易脱落、不起静电的要求，污染后及时更换。

12. 参与手术人员更衣前应摘除耳环、戒指、手镯等饰物，不宜化妆。

13. 刷手服上衣应系入裤装内，手术帽应遮盖全部头发及发迹，口罩应完全遮住口鼻。

14. 手术室专用鞋应能遮盖足面，保持清洁干燥，每日清洁消毒，污染后及时更换。

15. 离开手术部（室）时应将手术衣、刷手服、鞋帽、口罩脱下并留于指定位置。

九、医务人员职业安全防护

1. 应配备防止血液、体液渗透、喷溅的手术衣、防护眼镜、面罩及全遮盖式手术帽等防护用品。

2. 手术人员使用的口罩，应符合要求，进行空气传播性疾病患者的手术，如开放性肺结核，或产生气溶胶及大量烟雾的手术时，应按要求配戴一次性医用防护口罩。

3. 手术中可能发生大量血液、体液暴露时应穿着防渗透的手术衣，戴防护眼镜或面罩等。

4. 医务人员参加感染手术后，应沐浴并重新更换刷手服，再进行下一台手术。

5. 手术室应提供安全的手术器械、注射器具及其他安全辅助工具。

6. 医务人员应熟练掌握各种穿刺方法及锐利器械的操作方法，遵守操作规程，防止刺伤自己或他人。

7. 传递锐器时应采用间接传递法或中立区传递法。

8. 注射器用后不应手执针帽回套，需回帽时可借助工具或单手操作。

9. 组装拆卸锐器时应借助工具，避免徒手操作。

10. 实施骨科等手术时应戴双层手套或专用手套。

11. 每个手术间应备有小型锐器盒，使用后的利器应及时放入锐器盒中。

十、手术患者管理

1. 手术患者术前应清洁手术部位，更换清洁衣裤。

2. 患者身体毛发影响手术部位操作时需要备皮处理。

3. 备皮宜在当日临近手术开始前进行，选择安全的备皮器。

4. 急诊或有开放伤口的患者，应先简单清洁污渍、血迹、渗出物，遮盖伤口后再进入手术室限制区。

十一、无菌操作技术管理

1. 严格执行无菌技术操作原则和手卫生制度。

2. 无菌巾铺好后的器械台及手术台上方视为无菌区，手术中如怀疑无菌区域有污染应加盖无菌单。

3. 穿无菌手术衣、戴无菌手套后，手臂应保持在胸前，高不过肩、低不过腰，双手不过腋前线。

4. 消毒范围由清洁区向相对不清洁区稍用力消毒。如清洁手术，一般以拟定的切口区由中心向周围涂擦。消毒范围应超过手术切口周围15cm的区域。关节手术消毒范围，超过上或下一个关节。如为污染手术或肛门、会阴处手术，则涂擦顺序相反，由手术区周围向切口中心涂擦。

5. 铺巾应能保证覆盖患者身体全部，长与宽都应超过手术床30cm以上，距地面20cm以上。

6. 铺巾顺序应以手术切口为中心，遵循先下后上、先相对污染后相对清洁、先操作者远端后近端的原则。无菌单一旦铺好不可移动，必须移动时只能由内向外。

7. 器械护士传递无菌单时，应手持单角向内翻转遮住手背。

8. 手术医生各项操作应面向无菌区域，需调换位置时应采取背对背方式进行。当患者体位变动时，应重新消毒、铺置无菌单。

9. 手术过程中需更换手术衣时，应先脱手术衣再脱手套。更换之前，应先进行手消毒。

10. 一次性无菌物品使用前应检查外包装质量、灭菌日期，以无菌方式打开后用无菌持物钳夹取放入无菌区内，不应将物品倾倒或翻扣在无菌台上。

11. 手术中对无菌物品的安全性有疑问时，应及时进行更换。

12. 手术器械、器具与用品应一人一用一灭菌，无菌持物钳及容器超过4小时应视为污染需重新更换。

13. 麻醉及术中用药应盛放于专用治疗盘内。

14. 取无菌溶液时，严格无菌操作。

十二、预防性抗菌药物的使用

1. 预防手术切口感染的抗菌药物应按手术类别、指征及可能引起手术部位感染的致病菌选择使用。

2. 推荐使用相对窄谱的抗菌药物。

3. 不宜使用糖肽类抗菌药物作为常规外科预防用药。

4. 使用品种、剂量参考医院抗菌药物管理委员会建议。

5. 清洁手术应在切开皮肤或黏膜前 0.5～1 小时给药，或麻醉开始诱导时给药，如果手术时间 >3 小时，或失血量 >1500ml，应补充第 2 剂，必要时还可用第三次。抗菌药物的有效覆盖时间应包括整个手术过程和手术结束后 4 小时。

6. 常规预防性应用抗菌药物的时间不应超过 24 小时。

7. 如需由静脉通路的肢体近心端使用止血带，预防用抗菌药物应在止血带充气之前输注完毕。

8. 明确携带耐甲氧西林金黄色葡萄球菌的患者，施行心胸外科手术或骨科手术的围手术期，可鼻内局部用药。

9. 剖宫产手术的抗菌药物初始剂量应在脐带夹闭后立即给予。

十三、仪器设备的管理

1. 手术室使用的仪器设备应由厂家提供有效的消毒灭菌方法。

2. 仪器设备应去除外包装、彻底清洁后方可进入手术室，每次使用前应检查调试并彻底清洁擦拭或消毒。

3. C 型臂主机及显示器均应放在手术室内。

4. 显微镜、C 型臂等术中跨越无菌区使用的设备，跨越无菌区部分应使用无菌罩，术中污染时应及时清洁消毒并覆盖无菌巾。

5. 直接与患者接触的设备管路及附件用后应清洗消毒。

十四、消毒剂的管理

1. 手术室使用的消毒剂应取得卫生部消毒产品卫生许可批件，并在有效期内使用。

2. 消毒剂的使用范围应与卫生部消毒产品卫生许可批件的适用范围一致，使用方法应参考产品说明书，专人配置。使用中的消毒剂按《消毒术规范》中的要求进行有效浓度的监测并记录。

3. 消毒剂应设专人管理、领取、摆放，并应与其他药品分开放置。

4. 消毒剂的保存应根据生产厂家说明书要求，选择适宜的位置、环境、温湿度等。

十五、医疗废物的管理

1. 医疗废物应按要求进行分类、暂存，相关登记保存 3 年。

2. 医疗废物应由专用通道运送。

十六、环境卫生学监测的管理

1. 每日由专人监测手术室温度、相对湿度并记录，洁净手术室还应对静压差进行监测记录。

2. 手术前（包括接台手术）由专人检查限制区内（手术室、辅助间、内走廊）环境，包括地面、台面、墙壁是否清洁有序。

3. 每周由专人监测手术室空调装置的进风口、回风口的清洁状态，空气净化装置的回风口栅栏、网面、管道内壁的清洁度并记录。

4. 每月或每季度对空气、医务人员手消毒效果进行监测，保证每年每个手术间至少监测一次，发生医院内感染暴发怀疑与手术室环境有关时应及时监视。

第三节　手术室医护人员职业安全制度

一、目的

手术室医护人员在特定环境下，为患者实施医疗护理过程中，其活动的环境、条件、内容均存在着物理、化学、生物及社会心理等因素的影响，医护人员随时有感染某种疾病的危险发生时，避免受伤害的管理行为。

二、操作规程

1. 体力操作安全指南

（1）充分做好各项体力操作前的风险评估。

（2）做好各类人员上岗前的培训，学会正确节力工作。

（3）制定和执行工作人员预防运动性因素危害的措施。

2. 激光操作安全使用指南

（1）操作不同类别的激光设备须佩戴不同的防护镜（吸收型、反射型、复合型三种）。

（2）激光器须置于密闭空间内，有激光工作的地点门口和室内贴上警示标签，无关人员不准进入。

（3）治疗区域附近的气体须是不助燃的。使用激光时，氧气和一氧化二氮（笑气）的使用量尽可能降低或为零。

（4）使用激光设备的环境周围应配备有效的消防设备，激光器周围的设备应为不反光纯色，无菌手术单应为不易燃或阻燃的。

（5）使用人员须经过培训和了解其性能和使用方法，佩戴专用防护镜。开启和关闭须有标识。

（6）激光器的底座周围不能有液体存在，需要高压驱动的在搬运和移动时避免剧烈震动。

（7）皮肤消毒液不可含有酒精。

（8）定期对使用者进行眼底视网膜检查。

（9）专人负责定期安全检查激光器的性能。

3. X 线操作安全使用指南

（1）放射防护原则包含合理性、最优化和计量限制。

(2) 使用X线的手术室面积不应小于30m^2，方便设备的移动和使用，手术床应可被X线透过。

(3) 手术室的四壁均应设有足够厚度的屏蔽防护，手术室外的辐射剂量应低于3μGy。

(4) 室内应有铅屏风，工作人员应穿铅衣，戴护目镜、围脖、手套并佩戴剂量检测仪，建立个人档案进行每月累计，长期使用的工作人员定期参加体检。

(5) 将患者不影响操作的部位进行安全防护。

(6) 特殊时期（育龄、妊娠期）的工作人员加强保护。

4. 化学物质（各种消毒剂、麻醉气体、抗肿瘤药物、废气等）的使用安全指南

(1) 注意工作人员各种接触途径（吸入、皮肤吸收、摄取）的防护；加强室内通风和严格遵守操作规程和安全守则。

(2) 降低麻醉及其他废气污染环境。保证使用废气排污性能良好的设备。

(3) 密闭式麻醉机需定期进行检测，尽可能选择密闭式麻醉面罩，向蒸发罐加药过程中防止洒漏。

5. 手术室锐器损伤安全指南

(1) 正确使用各种手套。

(2) 正确操作注射器及处理针头。

①传递锐器时应采用间接传递法。

②组装拆卸锐器时应借助工具，不应徒手操作。

③每个手术间应备有利器盒或刀片回收器。

④手术部（室）宜使用有安全防护装置的手术器械、注射器具及其他安全辅助工具。

⑤正确处理使用后的锐器。

三、医务人员预防职业暴露管理规范

1. 医务人员要安全处置锐利器具，勿将使用过的锐利器具传递给他人。在进行侵袭性操作时，要保证足够的光线，并尽量减少创口出血。创口缝合时，要避免意外创伤。

2. 使用后的锐器应放入耐刺、防渗漏的锐器盒内，禁止将用过的一次性针头重新套上针帽，禁止用手毁坏用过的注射器。

3. 医务人员要认真洗手，工作中手被体液、血液污染时，应及时用肥皂液清洗干净，并确保用流动水洗手。

4. 医务人员要根据业务需要使用必要的防护用品。如乳胶手套、口罩、隔离衣、防护眼镜等。

5. 在诊治或护理阳性患者或感染者时按照以下要求做好自我防护。

（1）进行抽血、注射、清洁伤口、处理污物等工作时，若可能接触到血液和体液，或自己手上有伤口或皮损，则应戴手套。

（2）进行内窥镜检查、拔牙、镶牙等与患者血液接触的工作时，必须穿防护衣、戴口罩和防护镜。

（3）对化验标本要注意拧紧盖后才可送化验室，防止外渗，标本应标明“小心血液污染”。

6. 一旦受到职业暴露，要立即采取针对性措施。

（1）脱离污染环境，用肥皂液和流动水清洗污染的皮肤，用生理盐水冲洗黏膜。

（2）如有伤口，应当从伤口近心端向伤口轻轻挤压，尽可能挤出损伤处的血液，再用肥皂液和流动水进行冲洗。禁止进行伤口的局部挤压。

（3）受伤部位的伤口冲洗后，应当用消毒液，如：75%乙醇或者0.5%碘伏进行消毒，并包扎伤口；被暴露的黏膜，应当反复用生理盐水冲洗干净。

（4）填写皮肤/黏膜职业暴露报告单，上报感染控制科。

（5）到指定科室就诊、预防接种、治疗。

（6）按时随访。

第四节 医务人员手卫生管理制度

一、目的

加强医院医务人员手卫生工作，预防和控制医院感染，提高医疗质量，保障医疗安全和医务人员的职业安全。

二、操作规程

1. 所有医务人员应加强无菌观念和预防医院感染的意识，掌握手卫生知识，掌握正确的手卫生方法，保证洗手与手消毒效果。

2. 各科应配备有效、便捷的手卫生设备和设施，为医务人员执行手卫生措施提供必要条件。

（1）手术室应采用流动水、非手触式水龙头开关洗手。

（2）洗手液应置于洁净的容器内，容器应定期清洁和消毒，使用的固体肥皂应保持干燥。

（3）应配备洗手后的干手物品或设施，避免造成二次污染。

（4）外科刷手使用一次性包装的抗菌洗手液及消毒液。

（5）外科刷手使用的手刷应当一用一灭菌，一次性手刷严禁重复使用，洗手池应当每日清洁。

（6）外科刷手后可用灭菌擦手纸，再涂外科手消毒液。

（7）刷手区域应当安装钟表。

3. 使用的手消毒剂应当符合国家有关规定，外科手消毒剂的出液器应当采用非接触式，手消毒剂放置的位置应当方便医务人员使用。

4. 医务人员应在下列情况下卫生洗手。

（1）直接接触患者前后，接触不同患者之间，从同一患者身体的污染部位移动到清洁部位时，接触特殊易感患者前后。

（2）接触患者黏膜、破损皮肤或伤口前后，接触患者的血液、体液、分泌物、排泄物、伤口敷料之后。

（3）穿脱隔离衣前后。

（4）进行无菌操作前后，处理清洁、无菌物品之前，处理污染物品之后。

（5）当医务人员的手有污染物或者被患者的血液、体液污染后。

5. 医务人员在下列情况时应当进行手消毒。

（1）检查、治疗、护理免疫功能低下的患者之前。

（2）出入隔离病房、重症监护病房、新生儿重症病房等医院感染重点部门前后。

（3）接触具有传染性的血液、体液和分泌物以及被传染性致病微生物污染的物品后。

（4）双手直接为传染病患者进行检查、治疗、护理或处理传染患者污物之后。

（5）需双手保持较长时间抗菌活性剂。

6. 医务人员的手被感染性物质污染以及直接为传染病患者进行检查、治疗、护理或处理传染病患者污染物之后，应当先用流动水洗净，然后使用手消毒剂消毒双手。

7. 医务人员进行侵入性操作时应戴无菌手套，戴手套前后应洗手。一次性无菌手套不得重复使用。

8. 每季度进行手卫生消毒效果的监测，当怀疑流行爆发与医务人员手卫生有关时，及时进行监测。对监测不符合标准要求的项目，查找原因进行整改。

第五节　手术室环境清洁消毒效果监测制度

一、目的

确保手术室内的环境卫生符合标准，减少手术过程中的感染风险。对手术室中的空气、物体表面进行定期监测，及时发现并控制可能的污染源。预防和控制医院感染，提高手术成功率和患者安全。

二、操作规程

1. 手术室每月进行环境卫生学（空气、物体表面、医护人员手）监测，Ⅰ类环境空气、物体表面、医护人员手菌落总数应分别≤10cfu/m^3、≤5cfu/cm^2、≤5cfu/cm^2，Ⅱ类环境应分别≤200cfu/m^3、≤5cfu/cm^2、≤5cfu/cm^2，Ⅲ类环境应分别≤500cfu/m^3、≤10cfu/cm^2、≤10cfu/cm^2。

2. 当医院有潜在感染流行趋势与医院环境卫生学因素有关时，应及时进行监测，增加采样点查找、分析原因。

3. 使用中的消毒剂、灭菌剂，应进行生物监测和化学监测。消毒剂每季度进行一次生物监测，其细菌含量必须<100cfu/ml，不得检出致病性微生物，灭菌剂每月进行一次生物监测，不得检出任何微生物。化学监测，应根据消毒、灭菌剂的性能定期监测。

4. 各种消毒后的内窥镜及其他消毒物品，应每季度进行监测，不得检出致病性微生物。各种灭菌后的内窥镜、活检钳和灭菌物品，必须每月进行监测，不得检出任何微生物。

5. 进入人体无菌组织、器官或接触破损皮肤、黏膜的医疗用品必须无菌。接触皮肤、黏膜的医疗用品细菌菌落总数应≤200cfu/g 或 100cm^2，不得检出致病性微生物。

6. 血液净化系统，每月对出、入透析器的透析液进行监测。入口液细菌菌落总数必须≤200cfu/ml，出口液细菌菌落总数必须≤2000cfu/ml，不得检出致病性微生物，发生菌落超标或有致病菌时要追溯、分析。

7. 有压力蒸汽灭菌器的科室都必须进行工艺监测、化学监测和生物监测。工艺监测应每锅进行，并详细记录；化学监测应每包进行；预真空压力蒸汽灭菌器每天灭菌前进行 B－D 试验（布维－狄克试验，Bowid－Dick Test）。

第六节　感染手术管理制度

一、感染手术管理制度

1. 传染病包括丙肝、乙肝、结核、梅毒、淋病等。

2. 传染病患者的手术应尽可能安排在其他手术后或负压手术间内。

3. 手术结束后地面、手术台、手术间的设备和仪器都应用消毒剂擦拭。

4. 关闭手术间，待达到自净时间后方可再度使用。

5. 感染手术后的废物遵循相关的规定进行收集：

（1）医疗废弃物应根据规定装入双层黄色垃圾袋内，并扎好口袋、做好标记、放在指定地点。

（2）尖锐物品应放入锐器盒，封闭后送去焚烧处理。

（3）器械和敷料的处理：器械标明感染名称，密闭送往消毒供应中心，布类敷料应装入白色塑料袋内，标明感染名称单独交接送洗。对特殊传染患者用过的敷料应用双层黄色垃圾袋装好、封口、标明感染名称，送去焚烧。

（4）病理标本：患者的病理标本应放在密闭的容器，防止漏出，并标明感染名称。

二、特殊感染手术管理制度

1. 接到疑似或确诊为特殊感染（气性坏疽、朊毒体、突发不明原因感染）的手术通知，立即通知护士长及科主任并向医务处、护理部及感染管理科汇报。

2. 安排在负压手术间，开启负压，并安排器械护士一人，手术间内、外巡回护士各一人。

3. 使用专用平车并从专用通道接送患者。

4. 根据手术需要备齐器械及用物，移除室内多余的物品，手术间门外挂“特殊感染”标识。

5. 严格限制手术间的人数，禁止参观手术。

6. 凡参加手术的人员，穿隔离衣/防护服、裤、靴，戴隔离帽子、口罩、护目镜、手套等相应的防护用品。

7. 手术过程中要特别注意防止被针头、刀片、缝针等锐器刺伤，积极主动配合。

8. 手术间内所有参加手术的人员，在离开负压手术间时，必须脱下所穿戴的防护用品。

9. 手术用过的器械装入放有2000mg/L含氯消毒液的双层白色塑料袋的专用密闭容器内浸泡60分钟，贴上感染名称送往消毒供应中心处理。

10. 所有一次性用物及敷料用双层黄色医疗废物袋装好并封口，外贴“特殊感染垃圾”标志，由专人送焚化炉焚烧。

11. 手术产生的血液、脓液等液体污物用污物桶盛放，术后用2000mg/L的含氯消毒液浸泡60分钟，再密闭送往消毒供应中心处理。

12. 朊毒体污染的可重复使用的器械、物品，应先浸泡于1mol/L氢氧化钠溶液中作用60分钟。

13. 物体表面包括手术床、器械台、无影灯、吸引器等，墙壁、地面、接送患者的平车等，用2000mg/L含氯消毒液擦拭后，再用清水擦洗干净。

14. 特殊感染手术的标本组织收集时应进行严密的隔离操作，必要时，用双层病理标本袋盛放，严防渗漏；应贴上醒目的标识提示，密闭运送。

15. 手术结束后手术间净化2小时、密闭24小时后进行空气及物体表面的细菌培养，合格后方可再启用。

第七节　外来器械管理制度

一、目的

规范外来手术器械的管理，指导手术室与消毒供应中心工作人员对外来手术器械进行正确的评估接收、清洗消毒、检查包装、灭菌、灭菌监测、存储发放、使用、归还及信息追溯，降低外来手术器械使用的感染风险，确保术中患者及医护人员的安全。

二、术语

外来器械 由器械供应商租借给医院，可重复使用，主要用于与植入物相关手术的器械。

三、操作规程

1. 运行流程：消毒供应中心接收外来手术器械并进行清点、分类标注、清洗、检查、组装、配包、包装、灭菌、生物监测合格后送手术室。

2. 根据器械的材质，复杂和精密度分类，严格按照标准清洗流程进行机械清洗或手工清洗。

3. 质检员认真检查器械清洗质量、功能和数量。过重的器械包可分解包装，符合包装体积、重量要求。包装材料达标，植入物包使用纸塑复合包装、无纺布或皱纹纸，包内放置器械专用化学指示卡，包外注明供货公司名称、器械名称、使用专业、灭菌日期、失效期、灭菌锅号，消毒供应中心接收人员与供货公司业务员共同核对器械名称、功能、数量后方可封包，包装者和公司业务员双签名，并进行外来器械包装登记。

4. 根据器械材质选择高温或低温灭菌方式，特殊器械根据器械供应商提供的灭菌参数及实践验证进行灭菌，经监测合格后由专人送手术室。

5. 植入物包供货商应按照计划提前送医院，经审查合格后进入流程，再次核对植入物及外来手术器械生物监测结果，确认生物监测结果合格后方可发放。发放至手术室的植入物和植入型手术器械的监测报告信息应包括：器械名称、数量、灭菌日期、有效期、锅次、锅号、化学 PCD 监测报告、生物监测报告及报告人签名。紧急情况下，化学 PCD 监测合格作为提前放行依据，生物监测结果及时通报使用部门。紧急放行标准符合 WS 310.2 的要求，记录相关信息（植入物名称、患者姓名、术者姓名、提前放行原因、PCD 化学监测报告、生物监测结果、放行者签名、灭菌参数等）并存档。追溯功能可通过记录监测过程和结果进行判断，提示预警和干预后续相关处理流程。追溯信息至少保留 3 年。

6. 严格执行相关制度，做好与器械供应商和手术室的工作配合，学习和掌握不同器械的正确处置方法，优化配送流程，保障手术安全。

第八节 一次性使用无菌医疗用品管理制度

一、目的

通过规范管理，确保所有使用的医疗用品都是无菌的，减少患者因使用非无菌用品感染的风险。建立清晰的操作流程，指导医护人员正确使用和管理一次性无菌医疗用品。提高手术室的安全性和效率，保护患者和医护人员的健康。

二、操作规程

1. 医院购置的一次性使用无菌医疗用品必须经医院感染科审核，由器械科和医院感染科双方负责人签字并上报院领导后由设备部门统一集中采购，使用科室不得自行购入。

2. 医院采购的一次性使用无菌医疗用品，必须取得省级以上药品监督管理部门颁发的《生产许可证》《经营许可证》《产品注册证》。

3. 采购进口的一次性无菌医疗用品应具有国务院药品监督管理部门颁发的《医疗器械产品注册证》，应具有灭菌方式、灭菌日期、有效日期，中文标识等。

4. 每次购置，采购部门必须进行质量验收，订货合同、发货地点及货款汇寄账号应与生产企业/经营企业相一致，并查验每箱（包）产品的检验合格证、生产日期、消毒或灭菌日期及产品失效期等。

5. 医院器械科专人负责建立登记账册，记录每次订货与到货的时间、生产厂家、供货单位、产品名称、数量、规格、单价、生产批号、消毒或灭菌日期、失效期、出厂日期，卫生许可证号。

6. 物品存放于阴凉、干燥、通风良好的物架上，距地面≥20cm，距墙壁≥5cm，距天花板≥50cm。不得将包装破损、失效、霉变的物品发放至使用科室。

7. 物品应排列整齐，取放物品遵循先进先出的原则。拿取物品前需要做手卫生，保证手部干燥，方可拿取。

8. 物品摆放、拿取顺序及方法。

（1）根据物品有效期从远期至近期、从右向左的顺序且标签应面向外的方法进行摆放，以保证灭菌日期标签方便读取，避免无菌物品被反复碰触才能查看日期。

（2）物品拿取从上到下、从左向右、从最外侧拿取，确保无菌物品在有效期内使用的顺序拿取。

9. 科室医务人员使用前应检查小包装有无破损、失效、产品有无不洁等。

10. 使用时若发生热原反应或其他异常情况时，必须及时留取标本送检，按规定详细记录，报告医务部、感染控制部药剂科和设备采购部门。

11. 医院发现不合格产品或质量可疑产品时，应立即停止使用，并及时报告当地药品监督管理部门，不得自行做退换货处理。

12. 一次性无菌医疗用品使用后，按照《医疗废物管理制度》执行。

第九节　手术人员感染控制基本知识培训制度

一、目的

1. 有效的预防医院感染，保障患者和医护人员安全。

2. 加强医护人员职业安全防范意识。

二、培训人员

手术室全体工作人员：医务人员、实习生、进修医生、新进手术室的护士、工勤人员（物流、布草、保洁人员等）。

三、培训内容

1. 手术室护理人员培训内容　医疗废弃物处理、采样方法和注意事项、医院感控科和疾病控制中心举办的感控培训内容、手术室消毒隔离制度及医院感染的诊断标准、手卫生制度、无菌物品的管理及洁净手术室管理规章制度、手术室的质量标准与监控及手术室护理技术操作规章制度、手术室感染管理与职责制度等。

2. 手术室工勤人员培训内容　手术室基本工作流程及手术部清洁卫生制度、熟知工作职责及要求、手术部感染控制相关知识、掌握感染手术后手术间处理并掌握消毒溶液配制的方法、掌握手术室职业防护知识、手术室无菌物品管理、手术敷料管理、接送患者流程及注意事项、运送车的使用、医疗废物处理等。

3. 进入手术室的外科医生及进修医生培训内容　更衣制度、手术室消毒隔离制度、手卫生制度、医疗废弃物处理、无菌物品的管理、洁净手术室管理制度、外来器械管理制度、感染手术管理制度、医务人员职业防护制度、参观及外来人员管理制度等。

四、培训方法

1. 遵循规章制度，进行科内小讲课，加强手术室人员的无菌观念及感染防控知识。

2. 进行操作演示或视频播放。

3. 参加医院有关感染知识讲课。

4. 抽查提问感控培训知识。

第十节　医疗废物管理制度

一、目的

加强医疗废物的管理安全，防止疾病传播，保护环境，保障人民群众的身体健康。

二、操作规程

1. 感染性废物

（1）被患者血液、体液排泄物污染的棉球、棉签、引流棉条、纱布及其他各种敷料及一次性使用输血器（袋）置于专用医疗废物收集袋内，容量不得超过3/4满，双层封扎，专人回收，密闭运送，集中处理。

（2）废弃的被服，置于专用医疗废物收集袋内，装3/4满时及时封扎，专人回收，密闭运送，集中处理。

（3）隔离传染病患者或者疑似传染病患者产生的生活垃圾应置于专用医疗废物收集袋内，装3/4满时，双层封扎，专人回收、密闭运送，集中处理。

2. 病理性废物 病理性废物，包括手术及其他诊疗过程中产生的废弃人体组织、器官等，病理切片后废弃的人体组织、病理蜡块等，置于专用医疗废物收集袋内，双层封扎，专人回收、密闭运送，集中处理。

3. 损伤性废物

（1）使用后的锐器如针头、手术刀、备皮刀、缝合针，应置于防渗漏、耐刺的锐器盒内。3/4满时，使用有效的封口方式，专人回收、密闭运送，集中处理。

（2）载玻片、玻璃试管、安瓿等置于耐刺的锐器盒。3/4满时，使用有效的封口方式，专人回收、密闭运送，集中处理。

4. 药物性废物

（1）废弃的一般性药品，如抗生素、非处方类药品等，可和感染性垃圾一起焚烧处理，静脉注射液可采用排入下水道的方式处置。

（2）废弃的细胞毒性药物和遗传毒性药物及废弃的疫苗、血液制品等，可返还给供应商，或采用集中处理。

5. 化学性药物

（1）医学影像室、实验室废弃的化学试剂，废弃的过氧乙酸、戊二醛等化学消毒剂，废弃的汞血压计、汞体温计等医疗器具应当交由环保专门机构处置（放射性医疗废物置于红色专用医疗废物收集袋内）。

（2）医院后勤要严格落实医疗废物暂时贮存地，根据上级部门的要求结合本院的具体环境，建立医疗区、生活区、工作区。医疗废物暂时贮存地应设施、设备齐全，且不得露天存放，做好“五防”措施，即防盗、防鼠、防蝇、防蟑、防渗漏和雨水冲刷。医疗废物暂时贮存的时间不得超过2天，暂时贮存的病理性废物，应当具备低温贮存或者防腐条件。每天运送工作结束后，应当对运送工具及存放地进行清洁、冲刷和消毒（2000mg/L含氯消毒剂擦拭）。收集和焚烧的专职人员应当对医疗废物进行认真登记，项目齐全，执行三联单签字及资料至少保存3年。

（3）专职人员工作期间要做好职业防护（防护服、长筒胶靴、乳胶手套等），定期进行健康检查，进行必要的预防接种。

第六章　手术室应急预案管理

第一节　手术室地震应急预案

一、灾情判断

当发生强有感地震时，可能出现房屋晃动、吊灯摆动、物品移动、照明电源中断、通讯联络中断、电梯停运、现场人员惊慌失措、秩序混乱、拥挤、踩伤、摔伤、砸伤、人员被困等情况。

二、应对措施

1. 地震来临，所有人员应冷静面对，密切配合、调控应急方案、酌情调度人力、酌情调度物资、有效上传下达。

2. 关闭电源、水源、气源、热源，尽力保障人员的生命及国家财产安全。

3. 手术室医务人员停止手术，坚守岗位，按急救处理原则用无菌物品保护伤口，防止感染。

4. 将手术患者转移至远离玻璃门窗、头顶无装饰物的安全地区，保护患者体位，使用简易呼吸器，保证患者呼吸道畅通，静脉通道畅通，地震停止，继续实施手术。

5. 发生强烈地震时，需将患者撤离病区，疏散至广场、空地，撤离过程中，护理人员要注意维护好秩序，安慰患者，减少患者的恐惧。

6. 紧急情况不能撤离时，叮嘱在场人员及患者寻找有支撑的地方蹲下或坐下，保护好头颈，眼睛，捂住口鼻。

7. 维持秩序，控制所有气体阀门，保护仪器，防止混乱发生。

8. 节假日及夜间地震时，立即通知总值班，相关工作人员应迅速到达医院，组织指挥抗震工作。

三、地震结束

1. 医务人员迅速对摔伤、砸伤、烧伤、踩伤的患者实施救治。

2. 医务人员对本病区的患者逐一检查、治疗、病房主任将本病区地震中患者的情况向上一级主管部门汇报。

3. 医务人员除对住院患者实施救治外，还要承担社会因地震受伤及其他患者的救治工作。

4. 手术供应部应急物品准备齐全、记录完整准确、畅通有效沟通、密切配合、正确评估需求、安排后续物资供应。

第二节　手术室火灾应急预案

一、灾情判断

排查火情。

二、应对措施

1. 火情处置原则

（1）判断火情、启动预案。

（2）立即呼叫、组织灭火。

（3）尽可能切断电源、撤除易燃易爆物品。

（4）根据火情，使用灭火器材。

2. 疏散病员、同时报告：不要乘坐电梯，可走安全通道

（1）疏散病员　由在场的医生或高年资人员指挥、就地取材可用手术床、平车、轮椅等工具将患者疏散到安全区域。

（2）同时报告　一般火情（灭火器）重大火情（调配人力、组织撤离）迅速报告院总值班、麻科室主任、护士长。

（3）视情灭火、保护病历　尽量抢救贵重仪器设备及重要科技资料。

（4）救命第一、降低损失　使用呼吸机者需用简易呼吸器维持呼吸。严禁医务人员丢弃病人先行撤离。

3. 灭火器的使用：用于火灾初期

（1）定期检查效期、压力（绿区）。

（2）使用方法　提、拉、瞄、扫、压。

4. 消火栓的使用：用于火灾中后期

（1）细管　用于高处远处火源灭火。消防自救卷盘长 20 米，转出卷盘、取出水管、打开开关、跑至失火地点、打开小开关。

（2）粗管　用于近处低处火源灭火，高压自救水龙长 25 米。

①一人操作：卡口接法：凹凸对正，平齐后，旋转至紧。

连接水龙带及水龙头；拉直水龙软带（平顺、勿打折）跑至失火地点，放下水龙头；返回打开开关；再次跑至失火地点、持水龙头喷水。

②二人操作：（最好两人操作）

甲：连接水龙带及水龙头，拉直水龙软带（平顺、勿打折）跑至失火地点，持水龙头喷水。

乙：连接水龙带及出水口，待甲到达失火地点后打开开关。

三、火情结束

1. 医务人员迅速对摔伤、砸伤、烧伤、踩伤的患者实施救治。

2. 医务人员对本病区的患者逐一检查，向上一级主管部门汇报。

3. 医务人员除对住院患者实施救治外，还要承担社会因火灾受伤及其他患者的救治工作。

4. 手术供应部应急：物品准备齐全、记录完整准确、畅通有效沟通、密切配合、正确评估需求、安排后续物资供应。

5. 注意事项

（1）泡沫灭火器不能灭电器火灾。

（2）资料及贵重仪器设备使用二氧化碳灭火器。

（3）使用二氧化碳灭火器时要防止冻伤。

第三节　手术室停水、电、气应急预案

一、停水应对措施

1. 接到停水通知，做好准备工作。

2. 通知其他医务人员。

3. 备好使用水和饮用水。

4. 突然停水后通知维修部门，查找原因。

5. 记录停水时间、范围等信息，并立即通知手术室主任、护士长等相关负责人。

6. 采取节约用水措施，如关闭不必要的水龙头、减少冲洗次数等。

7. 根据停水情况，及时启用应急供水设备，如移动式净水设备、瓶装水等。优先保障手术室关键区域用水需求。

二、停电应对措施

1. 常规备应急灯，放在固定易取的位置（专人定期检查应急灯功能）。

2. 尽快通知相关部门查清原因。

3. 启动紧急备电系统。

4. 使用呼吸机的患者，立即将呼吸机与患者人机分离，连接简易呼吸器维持呼吸，密切观察患者意识、生命体征；对使用有蓄电池的电动力仪器的患者，检查蓄电池电量，确保仪器正常运行。

三、停气应对措施

1. 常备各种桶装医用气体或其他供气装置，并指定专人专地点放置，专人负责运送。

2. 尽快通知相关部门查清原因。

3. 中心吸引供应突然中断。常备移动电动吸引装置数个，并指定专人专地点分区放置、专人负责定期检查功能。

第四节 手术室绿色通道应急预案

一、绿色通道处置原则

立即回电，询问病情。

拒绝拖延，联系麻醉。

合理安排，双人交接。

安全核对，查看皮肤。

立即处置，准确记录。

二、手术室绿色通道应急预案

1. 主班护士接到电话立即询问患者目前情况，检查化验是否已做，有无特殊要求，是否联系麻醉医生。

2. 主班护士立即呼叫麻醉科值班医师，同时分配护士 A 和 B 的抢救工作。

3. 护士 A 负责手术间手术物品，急救车，除颤器等。护士 B 负责手术台上手术物品，直接使用绿色通道备用物。

4. 患者被紧急送至手术室，麻醉医生与护士 A 做好准备并在手术室门口等候。麻醉医生与手术医生交接患者的病情，药物后护送患者入手术间。急诊室接受的危重患者可直接入急诊科手术间实施手术，产房危重患者可直接在产房手术室实施手术，中心手术室保留一间手术室为急诊手术专用，择期手术不得占用。

5. 护士分工合作，配合抢救，忙而不乱。

护士 A：迅速建立静脉通路，协助麻醉医生迅速连接监护系统实行麻醉。

护士 B：立即刷手铺置无菌台，整理台上物品并与护士 A 共同清点核对。医生消毒铺单，开始手术。（援助护士负责抢救时补液及二人查对给药，以及出手术间拿所需用物）

三、护士职责及注意事项

1. 护士 A 的职责及注意事项

1）职责：接到绿色通道手术通知后立即联系麻醉医生到位，同时协调护理人员准备物品就位。术中主要负责台上物品供应，实施急抢救操作，术中负责抢救记录。

2）注意事项：

①接到绿色通道手术通知时，应立即安排，不能以任何理由推延。

②督导洗手护士工作。

③急抢救操作　熟练掌握除颤器使用方法。

④准确记录术中用药及给药方法，抢救时间与麻醉记录统一。

2. 护士B的职责　负责手术物品准备，手术配合及台上的物品清点。

3. 护士C（援助护士）的职责及注意事项

1）职责：负责抢救时补液及二人查对给药，以及出手术间取所需用物。

2）注意事项：复述口头医嘱，二人查对，标识清晰，保留空安瓿。

4. 手术物品迅速到位，物品清点心中有数，手术配合紧凑有序。

第五节　手术室抢救工作规范及抢救预案

一、手术室抢救原则

抢救工作迅速、及时、有效，是医疗护理工作中一项很重要的任务。必须加强抢救工作的科学管理，认真执行规章制度，为患者的生命赢得抢救时机。

1. 由护士长担任抢救的组织工作。

2. 参加抢救人员必须全力以赴，明确分工，有条不紊地抢救。

3. 参加抢救人员必须听从指挥，坚守岗位，严格执行各项规章制度，密切配合麻醉医生和手术医生做好各项处置。

4. 保留抢救中所用药品的空安瓿，抢救完毕经两人查对后按规范要求处理。

5. 接到外出抢救通知，尽快携带抢救物品到达指定地点。

6. 制订手术室常见抢救预案，定期组织复习与演练，各级人员熟练掌握抢救预案。

二、手术室内抢救基本流程

1. 建立并保持静脉通路

（1）检查静脉通路是否通畅，是否满足需求。

（2）必要时遵医嘱增加静脉通路。

2. 立即报告护士长或向邻近科室呼救

（1）护士向护士长汇报。

（2）护士长立即到现场指挥抢救，明确抢救人员的分工。

3.（同时）急救设备和物品立即到位

（1）备好抢救车、除颤器。

（2）备好急救药品、液体。

（3）酌情备血液回收机、水温毯、冰袋冰块等。

4. 严密观察病情，细致护理

（1）观察记录出入量

输血输液情况，遵医嘱调速、补充或更换。

尿量：必要时用精密尿袋。

出血：吸引瓶内（除外冲洗液量）、纱布纱垫、切口周围。

（2）观察末梢循环：手、足、面色、皮肤温度。

（3）观察体位是否变化。

（4）皮肤护理及保护，避免因抢救导致电烧伤或皮肤损伤。

（5）严禁在术中使用热水袋。

（6）使用冰袋时，专用冰帽或治疗巾包裹的冰袋，随时调整位置，避免冰袋直接接触患者的皮肤造成冻伤或压伤。

（7）观察设备运转情况。

（8）观察到任何变化及问题，及时报告麻醉医生、手术医生，共同关注或立即解决。

5. 维护抢救手术间秩序

（1）谢绝非抢救人员入内，引导各类抢救会诊人员避让无菌区域并且实施各项抢救措施。

（2）保持清洁整齐有序，忙而不乱。

6. 书写护理文书：按规定完成各项记录。

7. 核对抢救用药、用物，与麻醉医生、手术医生共同核对。

（1）出入量

（2）药名、浓度、剂量、时间、用法

8. 与病房护士交接班（按交接表逐项进行）

9. 抢救人员分工原则

护士 A：负责供应手术器械台上无菌物品并计数、落实其他抢救措施。（巡回护士承担）

护士 B：保持器械车及物品无菌，继续台上配合或从旁待命。（器械护士承担）

护士 C：负责输血输液、遵医嘱抽药、给药。（援助护士承担）

三、手术室内常见抢救预案

1. 失血性休克抢救

（1）做好充分的术前准备，争分夺秒，尽快开始抢救生命的手术。

（2）保证两条以上快速静脉输液通路通畅，备好库存血和其他抗休克溶液及有关药物，如代血浆、林格氏溶液、碳酸氢钠等。快速输入的方法：①20ml 注射器推注；②直接挤压小壶；③手动或电动加压袋；④输液泵；专人负责输入。

（3）休克患者的麻醉处理应把支持机体生理功能放在首位。范围小的手术宜用局麻或神经阻滞，大手术先行气管内插管、给氧，手术在局麻下进行，情况好转后改为全身麻醉。休克纠正前禁用椎管内麻醉。

（4）纠正电解质紊乱、酸碱失衡、低氧血症以及凝血功能障碍等。

（5）做好血流动力学监测，包括动脉血压、中心静脉压、血氧饱和度、心电图、尿量，必要时监测毛细血管楔压和心排血量。

2. 局麻药中毒抢救

（1）局麻药中毒的抢救

①发生惊厥时要注意控制躁动，保护患者，避免发生意外的损伤。

②吸氧，并进行辅助或控制呼吸。

③开放静脉输液，维持血流动力学的稳定。

（2）镇静解痉

①静注硫喷妥钠50～100mg（2.5%溶液2～4ml）或其他巴比妥类药物，但勿过量以避免发生呼吸抑制。

②静脉注射地西泮2.5～5.0mg。

③静脉注射短效的肌松药如琥珀胆碱（1mg/kg），即可停止肌肉痉挛性收缩。

（3）局麻药中毒的预防

①有效的预防药物是地西泮和其他苯二氮䓬类药，最大的优点是对惊厥有较好的保护作用，且对人体生理干预最小。

②警惕超量，防止局麻药误入血管内，必须细心抽吸有无回血，注入全量前先给试验量。

③在局麻药中加用肾上腺素以减慢吸收及延长麻醉时效。

④警惕毒性反应的早期症状，如惊恐、突然入睡、兴奋多语、肌肉抽动等。

3. 高血压患者的麻醉

（1）手术前对患者做出全面评估，尤其要注意心、脑、肾等脏器的受累情况。术前服降压药的患者，在术中要注意其副作用。

（2）高位硬膜外阻滞慎用，腰麻限于低位，全麻诱导力求平顺，静注丙泊酚速度不要过快。

（3）麻醉中避免血压剧烈波动，血压下降时应找原因，升压药分次少量给予。

（4）密切关注各项监测指标。

4. 心脏病患者的麻醉（非心脏手术的麻醉）

（1）麻醉前了解心脏功能及用药情况、注意洋地黄，β－受体阻滞剂的副作用。

（2）心功能尚可者，麻醉选择与一般患者相似，麻醉中避免加重心脏负荷。

（3）心功能不良者要经内科治疗、避免使用对循环干扰大的麻醉药和疗法。

（4）急性心肌梗死6个月内不宜做择期手术。

（5）手术中监测，尤应注意血流动力学、心律、尿量。

5. 颅脑手术患者的麻醉

（1）麻醉前注意颅内压，颅内压高的患者适当降压，对大量使用脱水药患者要注意低血容量和电解质的紊乱。

（2）多选用气管内插管全麻，避免使用升高颅内压药物。

（3）注意头的位置，防止呼吸道梗阻和颈静脉回流受阻。

（4）术中加强监测，注意呼吸、心律变化，发现问题及时与术者联系共同处理。

6. 气管内插管

（1）插管前必须检查用具是否齐全和适用。

（2）须在麻醉允许、下颌肌肉松弛、反射减弱时插管。

（3）插管动作应轻柔敏捷，使用喉镜时勿损伤门齿，并注意防止手术床及患者其他部位的震动，以免导致负损伤。

（4）气管内插管后，要注意胸廓活动和听诊肺呼吸音。放入牙垫后退出喉镜，导管套囊注气充分适度。

（5）气管导管应妥善固定。

7. 心肺复苏抢救

（1）恢复心搏　紧急情况下，首先叩击心前区：左手掌平放于心前区，右手握拳、捶击心前区 1 ~2 次。并立即转为胸外心脏按压。

（2）加压给氧　面罩加压给氧，并尽快插入气管导管给氧。

（3）应用药物　迅速建立静脉输液通路，静脉给药或心内注射。

常用药：①肾上腺素 1mg 必要时重复应用；②利多卡因；③阿托品；④碳酸氢钠；⑤10% 葡萄糖酸钙；⑥异丙酚。

（4）监护除颤　心电监护、必要时除颤、胸内心脏按压。

（5）保脑功能　迅速准备冰袋降温，保护脑功能。

（6）血气分析　抽动脉血，做血气分析。

8. 批量伤员抢救

第六节　手术患者安全护理预案

一、各种风险防控预案

手术室风险评估安全防护　是指手术室护士在护理过程中，为确保安全，针对不同手术、不同患者、重点对象可能存在的风险因素进行评估后而采取的防护措施。

1. 正确识别手术患者预案

（1）术前访视患者，了解手术情况、手术部位。

（2）严格落实查对制度和手术部位标识制度。

（3）严格执行手术安全核查制度。

（4）患者参与核查。

2. 防坠床预案

（1）接患者时：固定好手术床和运送床后再移动患者，及时固定床挡，必要时再用约束带固定。

（2）患者移至手术床后：立即使用约束带固定。

（3）体位固定要安全可靠，特别是侧卧、头低脚高、头高脚低等体位。

（4）麻醉时、手术结束时、麻醉恢复期间：有专人看护，不得离开。加强安全措施（约束带、床档）。

（5）术后固定好患者，安全护送患者回病房。

3. 防压疮预案

（1）做好术前评估，填写 CORN 术中获得性压力性损伤风险评估量表。

（2）摆体位前检查全身皮肤。

（3）护理防护措施

①床平整清洁、保持皮肤清洁干燥。

②局部适当加软垫，贴防褥疮膜（保护、支持皮肤，提高耐磨力和抗张力）或局部涂石蜡油。

③安置体位时，避免皮肤张力过大。

④受压部位定时进行按摩，以促进血液循环。

⑤调节手术床前后倾或左右倾角度，减轻受压部位支重力（征得术者同意）。

（4）做好记录并认真交接班。

4. 防感染预案

（1）手术环境　净化系统符合规范；控制手术间人数，尽量减少人员流动。

（2）手术安排　按原则进行手术安排（先清洁后污染）；感染手术在专科手术间进行。

（3）手术操作　严格执行各项无菌操作，术中的器械要随时擦洗。

（4）遵医嘱合理使用抗菌素。

5. 防异物遗留预案

（1）严格执行清点查对制度。

（2）有器械护士上台的手术均要做好双人清点，无器械护士上台由巡回护士与手术医生共同清点。

（3）器械护士整理器械台时，按次序清点器械、缝针、纱球、纱布、纱垫等需清点的物品。

（4）清点时器械护士与巡回护士共同清点，在登记本上清点一项登记一项，清点全部完毕，器械护士核对登记数字；带教实习护士、进修护士及新护士时，必须在带教老师监管下清点、核对。

（5）手术开始时，检查手术间是否有遗留的纱布、纱球、纱垫等清点物品。

（6）手术台上已清点的纱布、纱垫一律不得剪开使用。

（7）凡术中增加清点范围内的物品，必须由巡回护士给予增加并由器械、巡回护士共同清点，登记后器械护士要核对所登数字。

（8）手术结束，由器械护士及巡回护士再次共同清点术中所用的纱布、纱垫等物品，与登记相符后器械护士在登记本上签字。

（9）如清点数字不对，应及时查找，若无其他原因，要提出重新打开伤口检查，并立即向上级汇报。

（10）如果患者体腔内需要填塞纱布、纱垫、宫纱等物品，需要在清点单上注明，并请主刀医生签字确认。

6. 液体外渗预案

（1）根据手术需要、患者的年龄，选择合适的输液器和留置针。

（2）选择合适的注射部位：避免在肘窝、手腕、手背等部位发生外渗，注意严密观察。

（3）正确的注射方法：在注射过程中，按操作规范操作，确保针头插入静脉内，避免在血管外注射导致液体外渗。同时，避免针头在组织内停留时间过长，避免过度拍打或按摩注射部位，以免引起药液外渗。

（4）妥善固定：保持管路位置正常，避免发生液体反流或管路打折、脱落等。

（5）密切观察患者反应：一旦患者出现疼痛、肿胀等不适症状，应立即停止输液，报告医生并采取相应措施进行及时处理。

二、各种伴随症手术患者护理预案

外科手术具有创伤性，某些特殊病情或伴有其他疾病的患者，因对手术耐受性不良，增加手术难度，造成手术失败及术后发生危险性，如高血压患者于术后发生心力衰竭、心肌梗死等机会较大，因此围手术期护理及具挑战性。

1. 心功能不全患者的护理预案　心功能不全又称心力衰竭。对于此类患者，手术室护士应根据其病因和临床表现加强护理，保障患者安全。

（1）术前访视　充分了解患者病情，向患者及家属讲解手术方法及相关事项，以取得配合，消除患者紧张感，以最佳状态接受手术。

（2）手术中护理

①调节适宜的室温，保持安静，减轻患者紧张恐惧心理，必要时给予镇静剂，使患者顺利过渡到麻醉阶段。

②加强心电监测，实施有创血压、中心静脉压监测，必要时用 Swan - Ganz 导管持续监测肺动脉压的变化。

③手术用物准备齐全，巡回护士备好急救用物，器械护士默契配合，保证手术快速顺利进行。

④麻醉恢复期：恢复期时，疼痛刺激、吸痰、拔管等均会引起心跳骤停，处理不及时将产生严重后果，故此期应加强监护，备好各种抢救药物及物品，医护人员不得随意离开。

2. 高血压患者的护理预案　高血压指循环系统内血压高于正常而言，通常是指体循环动脉血压增高，是一种常见的临床综合征。高血压患者围术期发生危险的概率远高于正常人，故应积极准备，加强护理。

（1）手术前访视　充分了解病情，对高血压的程度作出判断，做好心理护理。

（2）手术日晨　关注患者基础血压，如血压过高应暂停手术。

（3）手术中护理

①调节适宜的室温，保持安静，防止寒冷和噪音对患者血压的影响。减轻患者紧张恐惧心理，必要时给予镇静剂，使患者顺利过渡到麻醉阶段。

②做好术中监测，巡回护士协助麻醉医生严密观察血压变化，及时发现异常，及早处理。

③手术用物准备齐全，巡回护士备好急救用物，器械护士默契配合，保证手术快速顺利进行。术中冲洗液应适当加温，不能过冷，避免刺激。

④麻醉恢复期：恢复期时，疼痛刺激、吸痰、拔管等均会引起心跳骤停，处理不及时将产生严重后果，故此期应加强监护，备好各种抢救药物及物品，医护人员不得随意离开。若血压过高应给予药物，待血压降至安全范围再吸痰拔管。

3. 呼吸衰竭患者的护理预案　呼吸衰竭是指各种原因引起的肺通气和（或）换气功能严重障碍，以致在静息状态下亦不能维持足够的气体交换，导致缺氧伴（或不伴）二氧化碳潴留，从而引起一系列生理功能和代谢紊乱的临床综合征。伴呼吸衰竭的患者，对手术、麻醉和护理都提出了更高的要求。

（1）手术前访视　充分了解病情，减轻术前焦虑，提高手术适应能力，使其能密切配合。

（2）手术中护理

①调节适宜的室温，保持安静，减轻患者紧张恐惧心理，必要时给予镇静剂，

使患者顺利过渡到麻醉阶段。麻醉前用药要适量，以免呼吸抑制。

②做好手术中监测，巡回护士协助麻醉医生严密观察血氧变化，及时发现异常，及早处理。

③手术用物准备齐全，巡回护士备好急救用物，器械护士默契配合，保证手术快速顺利进行。

④麻醉恢复期：恢复期时，疼痛刺激、吸痰、拔管等均会引起心跳骤停，处理不及时将产生严重后果，必要时转入监护室继续呼吸机辅助呼吸，待病情稳定再吸痰拔管。

第七节　非手术人员（家属）突闯手术室应急预案

一、应急前期的管理

1. 明确职责规范：任何非手术人员和家属不得入手术室。
2. 严管手术室患者入口门、医护人员入口门、手术间门，保持自动闭锁状态。
3. 严管刷手衣、裤的发放。
4. 定期进行人员培训和考核，提高应急防范能力。
5. 应急期的管理

①评估能力：及时分析评估问题现状，要有严管全局的意识和环节管理能力，避免慌乱。

②沟通能力：值班护士要和主刀医生、麻醉医生及时进行沟通，严把医疗安全的同时，及时向上级汇报，迅速急呼护士长、外科临床部值班、保卫处值班、院总值班。

③协调能力：及时劝阻患者家属立即离开手术室，绝对不可入手术间，避免不果断、原则性不强。

④配合能力：积极主动、有效地配合相关人员处理危机事件，提供真实可靠的依据和情况。

二、应急后期的管理

1. 医疗相关记录的管理　认真查对护理记录，规范书写，数据时间、剂量确保真实可靠，并和麻醉医生、手术医生核查。

2. 手术室环境的管理　对未按要求闯入的手术室相应区域进行清扫、擦拭和空气消毒。

3. 手术室人员管理　认真分析事件的各个环节，总结经验，找出薄弱环节，提高防范意识。

第八节 常见危险因素评估及护理措施

一、跌倒（坠床）危险因素评估表

姓名　　　　科室　　　　年龄　　　　入院日期　　　　住院号

评估内容	危险因素	评估时间					
年龄	≥65 岁或≤9 岁						
跌倒（坠床）史	过去的 3 个月内曾有超过一次的跌倒（坠床）史						
疾病因素	外伤、出血、手术后及各类疾病引起的虚弱无力、眩晕						
活动能力	活动受限、退行性改变、脑血管病后遗症、残障等引起的行动不稳、感觉运动功能障碍						
视觉功能	视物不清、视野缺失、偏盲等						
使用特殊药物	麻醉、止痛、镇静、催眠药						
	降血糖药						
	降压药						
	其他易引起跌倒（坠床）危险的药物						
精神状态改变	各种原因引起的嗜睡、模糊、定向力失常、躁动等						
其他方面	长期卧床后开始下床活动						
	其他特殊情况						
评估护士签名							

注：有以上 1 项者则为易跌倒（坠床）危险人群，须采取防跌倒（坠床）护理措施。

二、静脉液体外渗危险因素评估

姓名　　科室　　年龄　　入院日期　　住院号

评估内容	危险因素	评估时间					
年龄	≥65 岁；≤6 岁						
穿刺针类型	头皮针，小静脉留置套管针						
穿刺部位	下肢静脉，远端小静脉，关节易活动部位						
局部皮肤状况	皮肤疾患、水肿等						
穿刺血管条件	弹性下降、脆性增强、充盈差、静脉炎等						
肢体活动状况	躁动或肢体无意识运动						
意识状况	意识差，无法配合护理操作						
输入液体种类	化疗药、血管活性药、高渗液体、较高浓度电解质溶液						
既往输液情况	既往输液有外渗史						
输液时间、量	时间大于 3 小时或量大于 1500ml						
其他							
评估者签名							

注：存在 2 项以上危险因素时应制定相应的预防措施。

三、静脉液体外渗预防措施

日期						
根据患者情况可采取的护理措施备选项目	**措施**	**措施**	**措施**	**措施**	**措施**	**措施**
选择相对粗直的静脉进行穿刺，尽量避免在下肢或末梢处进行穿刺						
确保静脉穿刺成功后，再输入对血管有刺激的特殊药物						
加强穿刺针头固定，防止滑动或脱出						
向患者及家属讲解预防液体外渗的方法及外渗后的判定方法						
加强巡视，发现穿刺部位有异常及时处理，并报告护士长						
加强交接班，认真交接静脉穿刺部位有无外渗和液体输入通畅情况						
患者出现躁动或不配合等情况时，给予适当的肢体约束						
加强对患者和家属的指导，减少输液肢体的活动，保护好穿刺部位						
特殊药物输入完毕后，用等渗溶液冲管后再拔出输液管						
必要时进行中心静脉置管						
其他措施						
护士签名						

第七章　手术室二级库房管理制度

第一节　二级库主管职责

一、目的

严格执行二级库负责人的工作职责，保证二级库房的高效运转。

二、适用范围

手术室二级库负责人。

三、操作规程

1. 在科主任及护士长的领导下，完成日常库房管理工作。

2. 及时做好工作总结、汇报，迅速、如实、准确反映工作情况和工作中遇到的问题，积极提出优化建议。以身作则，以正确的工作方法，积极负责的态度处理库房日常工作。

3. 负责库房分区管理，各类耗材要分区放置，摆放整齐，做好标识，井然有序，对不合格、过期物品向公司提出处理意见。

4. 及时与采购部沟通申领耗材到货情况。

5. 如发现库房物品短缺及时在申领系统上报并根据需要做好协调工作。

6. 及时核实耗材出入库登记，做到账物相符，发现问题及时查对并向上级汇报。

7. 负责库房人员的调配管理，定期对库管员进行培训及考核。

8. 关心、爱护、团结下属员工，解决下属员工的困难和问题，发扬团队精神，发挥团队力量，带领下属员工做好库房管理工作。

9. 每月月底进行库房盘点，确保账物相符。

10. 特殊科室申领的一次性耗材根据使用情况，及时与科室做好沟通，提醒科室申领补充。

11. 做好耗材的调换工作，做到先进先出，近效期耗材与相关部门协调进行调换。对库房存放一段时间不使用的物资应通知相关科室妥善处理。

第二节　二级库配送员职责

一、目的

执行二级库配送的工作职责，确保物品配送及时、准确。

二、适用范围

手术室二级库配送员。

三、操作规程

1. 在科主任、护士长、二级库管理人员的领导下，完成日常手术间耗材配送工作。

2. 配送人员采取 24 小时工作制。

3. 配送人员提前一天根据手术排班系统备注，检查库房库存是否满足第二天手术需求，将高值耗材根据手术间整理于配送车上。

4. 手术中临时需求，由手术间巡回护士电话申请，库房配送员送到手术间，巡回护士核对高值耗材，并放于指定壁柜内。

5. 每天下午两点半，按手术间常备耗材基数进行填补。遵循原则，同种耗材近效期在前远效期在后，近效期在右，远效期在左。

6. 特殊科室根据缝线使用情况制定特殊科室线盒，根据每日手术情况提前将线盒送至手术间，术后及时收回并根据基数补充。

7. 根据手术间借出记录的领用耗材明细，打印耗材申领单，根据手术间使用情况核对使用和还回耗材明细，确认无误后，双方签字确认。

8. 配送员将剩余耗材及明细单交予库房管理员登记患者姓名、ID 号、科室以便追溯查询。

第三节 二级库验收员职责

一、目的

执行二级库物品验收工作，确保入库物品准确。

二、适用范围

手术室二级库耗材验收员。

三、职责

1. 在护士长及库房负责人的领导下，完成外来耗材的验收工作。

2. 耗材入库，大库配送人员与二级库验收员在外来物品入口现场交接，送货车不得入内。

3. 根据送货单核对实物，名称、规格、批号、效期、数量是否一致并检查包装是否完整。

4. 核对无误后在送货单上签字并写上收货日期，留黄色底联存根。

5. 在外来物品通道拆掉外包装，用周转箱将耗材接入库房。如耗材使用量大，库房存放量有限，可暂时将耗材整箱存放于脱包区，根据耗材使用情况及时填补于二级库内。

6. 与医院一级库房做好沟通，协调耗材配送时间。

第四节　二级库房耗材管理制度

一、目的

规范库房人员对低、高值耗材的入库、管理及配送加强耗材管理。

二、适用范围

手术室二级库。

三、术语

低值耗材　指价格相对较低，但使用较大的医疗耗材。

高值耗材　指价格较高，在使用过程中需要消耗的物品，通常具有较高的技术含量和特殊的制造要求。对安全性、有效性和可靠性有严格要求，需要在使用过程中进行严格的监控和管理。

四、管理规范

执行本制度，协同手术室工作人员一同对低、高值耗材进行统一管理。

五、操作规程

1. 耗材申请

（1）根据耗材使用量和最大存放容量，制定请领计划。

（2）原则上申请数量不超过两个月使用量。

（3）根据耗材属性不同，分别提供给麻醉、手术室分管护士进行申领。

2. 耗材到货验收

（1）验收员与一级库房配送人员交接，首先检查包装是否完整。

（2）根据送货单核对耗材名称、规格、批号、效期、数量是否一致。

（3）核对无误后在送货单上签字并写上收货日期，留黄色底联存根，底联交于二级库负责人进行系统核对。

（4）在外来物品通道拆掉外包装，用整理箱转入库房区内。

（5）如耗材使用量大，库房内存放量有限时，可暂时将耗材整箱存放于脱包区，根据耗材使用情况及时填补于二级库内。

3. 耗材入库上架

（1）根据送货单，核对系统内账目是否相符。

（2）确认无误办理收货操作（可用 SPD 系统）。

（3）耗材上架遵循同一批次摆放一起。

（4）按最晚到期时间从左到右排列。

（5）上架完毕后，审核，入库完成。

4. 低值耗材出库

（1）根据需求，配送员从货架上依照从右向左依次取货。

（2）核对效期，出库明细告知库管员。

（3）库管员根据耗材情况，在系统中做相应的出库操作。

5. 低值耗材盘点

（1）每月底定期盘点。

（2）盘点时导出库存明细，按货位编号排序，打印出纸质版清单。

（3）根据明细对耗材的名称、规格、批号、效期、数量进行核对。

（4）有差异的耗材，根据入库出库信息，找到差异原因，做出书面报告上交。

6. 低值耗材效期管理

（1）库房耗材效期每两周核对一次。

（2）效期在半年以内的耗材，填写近效期明细表，粘贴到库房明显位置。

（3）制定使用方案，是否在效期内可以使用完，是否可以通知厂家换货，并通知临床科室。

（4）每周安排周末值班人员，对一个术区的耗材进行检查。

（5）效期在半年以内的耗材，把耗材名称，到期日期填写在近效期专栏，提醒优先使用。

（6）如有不是此手术间常用耗材，退回二级库房，按库房近效期耗材处理。

7. 低值耗材配送

（1）根据手术临时需求，由手术间巡回护士电话申请，由库房配送员送到手术间，交由当班巡回护士查验。

（2）配送人员根据各手术间制定的常备耗材种类与基数进行统一补充。

（3）补充耗材遵循同种耗材近效期在前，远效期在后，近效期在右，远效期在左的规律。

（4）配送严格按照手术间设定的种类与基数补充，如有该手术间无关耗材，询问手术间护士后收回库房。

8. 高值耗材出库

（1）根据需求，配送员从货架上从右向左依次取货，取出后检查耗材名称、规格、有效期及厂家，检查高值耗材二维码是否齐全（医院贴附有收费追溯依据的一对一二维码）。

（2）如用 SPD 系统可在手术间借出界面，扫码枪扫耗材二维码，当前为手术间借出状态。

9. 高值耗材配送

（1）每日晨，根据各手术间手术安排表备注情况，把备注高值耗材先放到手术间备用，开台前由巡回护士查验，了解已备耗材。

（2）根据手术临时需求，由手术间巡回护士电话申请，由库房配送员送到手术间，交由当班巡回护士查验。

10. 高值耗材使用核对

（1）手术间手术全部结束后，由手术间巡回护士电话联系二级库人员进行耗材使用核对。

（2）库房管理员根据系统手术间借出记录的领用耗材明细，打印耗材申领单。

（3）根据手术间使用情况核对使用和还回耗材明细，确认无误后，双方签字确认。

（4）库房管理员登记患者姓名、ID 号、科室以便追溯查询。

11. 高值耗材还回

（1）未使用耗材，送货员回收后交予库房管理员可在 SPD 系统手术间还回界面进行扫码归还操作。

（2）核对领用明细单与系统是否一致。

（3）确认无误后，系统确认，系统自动将使用后的耗材出库。

（4）如有耗材偏差，联系当事巡回护士，进行二次核对。

12. 库房盘点

（1）每月底进行一次库房盘点。

（2）盘点时导出库存明细，按货位编号排序，打印出纸质版清单。

（3）根据明细对耗材的名称、规格、批号、效期、数量进行核对。

（4）有差异的耗材，根据入库出库信息，找到差异原因，做出书面报告上交。

13. 耗材效期管理

（1）库房耗材效期通过系统，每两周核对一次。

（2）筛选出效期在半年以内的耗材。

（3）制定使用方案，是否在效期内可以使用完，是否可以通知厂家换货，并通知临床科室。

第五节　手术室二级库环境管理要求

一、目的

保持二级库房及用物环境整洁，防止交叉感染。

二、适用范围

手术室二级库。

三、操作规程

1. 要求

（1）根据库房清洁规定，确保库房地面、货架及补货车辆整洁，需定期对其清洁打扫。

（2）每次彻底清洁由库房管理员监督管理，清洁完毕由库房主管签字。

（3）采用湿式清洁卫生时，应先清空所清洁区域，避免污染一次性无菌物品。

2. 方法及频次

（1）货架　货架上物品应移出（货箱定期清空进行清洁），清洁步骤要求从上至下、从左到右、由内到外，使用蓝布巾，500mg/L 含氯消毒剂擦拭。每日早晚各 1 次清洁表面，每周 1 次彻底清洁。

（2）补货车　补货车清洁步骤要求，物品清空，依次从上至下、从左到右、由内到外，使用蓝布巾，500mg/L 含氯消毒剂擦拭清洁外表面。每周一次彻底清洁载物盒、轨道、货箱内、外表面，使用棕布巾擦拭轮组。

第六节　手术室二级库培训

一、目的

规范二级库管理人员的培训及考核，保证二级库房的管理质量。

二、管理规范

手术室二级库管理人员严格按照《手术室二级库培训及考核》对相关人员进行培训及考核。

三、培训内容

1. 手术室环境介绍。
2. 各班职责。
3. 耗材申请、验收、上架、配送流程。
4. 低、高值耗材出库流程。
5. 各类耗材识别及常用科室介绍。
6. 各手术间常规耗材及其他耗材配送方法。
7. SPD 系统使用方法。
8. 库房管理方法。
9. 扫码枪使用方法。
10. 库房盘点方法。
11. 库房环境管理方法。

第七节　手术室借物制度

一、目的

加强对手术室物品管理，严防丢失。

二、适用范围

手术室护理单元。

三、管理规范

科室人员严格按照《手术室借物制度》管理手术室耗材，如有丢失责任到人。

四、操作规程

1. 手术室耗材原则上不允许外借，但病房遇抢救、紧急突发事件，如需外借时，必须通过护士长同意。

2. 手术室主班护士通知二级库库管员，耗材送护士站。

3. 主班护士与科室借物人办理交接手续，物品借出时必须在借物登记本上记录耗材名称，规格，物料号，数量，并记录出借时间，拟归还时间，借物人、借出人双方签字。

4. 低值耗材　由于低值耗材已记入手术室成本，科室必须归还。借出人跟踪出借情况，耗材归还时，在借物归还本上记录归还时间，经手人签字。

5. 高值耗材　高值耗材为寄售类耗材，使用后结算，使用科室需提供患者信息及 ID，病房可直接计价，库房人员随时查询收费情况并做出库管理。

第八章　手术室保洁人员管理制度

第一节　手术室保洁工作管理规范

一、目的

保持手术室区域卫生干净、整洁，正确执行各区域环境卫生要求，避免交叉感染发生。

二、操作规程

1. 保洁人员需明确手术室区域划分，各区域保洁人员应相对固定、掌握各区域清洁、消毒用具的使用方法。

（1）各项清洁工作按照由洁到污分区、分室进行。

（2）手术室卫生工作应采用湿式清洁。

（3）正确处理各种污染物。

（4）清洁消毒工作应有序进行，不遗漏、不重复，依次完成。

（5）清洁用物按颜色分区使用，不得混用，定点放置。

（6）保洁工具车要严格分区使用，固定放置，不得交叉使用。

（7）每台手术使用一套清洁用物。

（8）手术间每日彻底清洁两次。每日启用前，清洁物表、墙面、地面，当天手术全部结束后彻底清洁消毒（除2m以上的墙面、天花板）。

（9）接台手术之间，应对手术台及周边至少1～1.5m范围的高频接触物表进行清洁与消毒。

（10）每周应对手术间所有物面（包括高空处表面）、回风口、送风口进行清洁/消毒。

（11）保持手术室内、外环境整洁，防止“脏、乱、差”。及时清除地面污物、废弃物、积水，达到窗明、物洁、地净。

2. 手术室地面清洁消毒　术后当地面有明显污染物（如血液、体液）时，依据WS/T 367—2012《医疗机构消毒技术规范》，先用吸湿材料（擦手纸、布巾、地巾片）去除可见的污染物，用1000mg/L含氯消毒剂地巾片擦拭污染局部。再更换地巾片用1000mg/L含氯消毒剂进行拖地，作用30分钟。（配制浓度按照该产品含氯消毒剂使用说明书）

3. 物体表面清洁消毒　物表应保持清洁、干燥，每天进行清洁消毒，遇到污染时及时清洁消毒，方法同地面清洁消毒。

4. 墙面清洁消毒

（1）墙面应保持清洁、干燥，每天进行清洁消毒，遇到污染时同地面污染处理方法。

（2）每周末彻底清洁消毒。

5. 手术室应根据环境污染风险区域和卫生等级管理要求，选择清洁卫生的方式、强度、频率和制剂。

6. 含氯消毒剂应现用现配。

7. 使用后的污布巾、地巾统一回收送清洗间。

8. 遇特殊感染手术时按照《手术室特殊感染手术处理流程》执行。

9. 禁止买卖医疗废物，禁止在非存放地点倾倒、存放医疗废物。

第二节 手术室保洁人员岗位职责

一、管理规范

1. 服从医院、后勤处、手术室、保洁公司的各项管理规定，在护士长的领导及感控护士的指导下，完成手术室环境卫生的保洁工作。

2. 严格遵守手术室各项规章制度，不得迟到早退、无故旷工。着专用工作服、口罩、帽子、专用拖鞋上岗，必要时戴一次性检查手套。

3. 认真做好各项清洁消毒工作，包括各区域的物表、墙面、地面、仪器设备、电脑、桌椅等。

4. 及时处理垃圾，严格按照《医疗废物管理规定》执行分类、密封、贴标签、运送、交接登记。

5. 保持各区域内干净整洁。

6. 严禁佩戴手表、手镯、手链等饰品，以防交叉感染。

7. 积极参加业务培训，掌握相关的医学知识以及清洁卫生、消毒隔离的知识和技能，熟悉所在岗位的工作流程及标准。

二、操作规程

1. 污物走廊保洁人员岗位职责及工作标准

（1）岗位职责

①负责污物走廊、污物间、污梯间地面、墙面、物表的清洁。

②补充污物走廊物品包括地巾、拖把、垃圾袋及消毒液配制。

③运送手术间垃圾。

（2）工作标准

①保持污物走廊及污物（梯）间清洁整齐。

②根据手术室环境卫生要求配制相应消毒剂，定点、定位、定容器放置。

③保证运输过程中，医疗废物包装袋无渗漏，若有液体外漏要按照规范清理。

④医疗废物要有医废标识，装至3/4满后封口，标签贴于封口处。

2. 洁净走廊保洁人员岗位职责及工作标准

（1）岗位职责

①负责各区洁净走廊、手术间、磁共振复合手术室、库房地面、物表、墙壁清洁工作。

②负责洁净走廊刷手池清洁干燥。

③手术后清洁手术间，收手术间内垃圾并更换相应垃圾袋。

④按手术需求正确配制消毒液（常规手术物表500mg/L、地面1000mg/L，感染手术2000mg/L）。

⑤库房每日进行清洁消毒，有污物随时清洁。

⑥磁共振复合手术室应在磁共振技师指导下进行清洁消毒。

⑦每周末彻底清扫手术间：回风口、墙面、顶面。

（2）工作标准

①保持地面干净整洁及物品表面清洁。

②地面有大量血渍时，应先采用可吸湿性材料清除污染物，再用地巾拖地。

3. 无菌间及辅助间保洁人员岗位职责及工作标准

（1）岗位职责

①负责无菌间、病理间、备血室、护士站、复苏室的清洁。

②无菌间敷料架推开擦拭，擦拭后需归位（离墙边 > 10cm）。

（2）工作标准

①保持地面干净整洁及物品表面清洁无水渍、无毛絮。

②保持无菌间、病理间干净整洁。

③所有房间桌椅需摆放整齐归位。

4. 生活区保洁人员岗位职责及工作标准

（1）岗位职责

①负责办公室、示教室、餐厅、值班室、更衣室清洁。

②餐厅内垃圾袋及时更换。

③负责手术餐的清点、接收及发放。

（2）工作标准

①保持地面干净整洁及物品表面清洁，无水渍。

②所有桌椅需摆放整齐归位，桌面干净整洁。

③生活区内不得出现异味。

④手术餐的数量核对正确，发放及时，餐桌清理及时。

第三节 手术室清洁消毒执行时间

项目	执行时间			
	手术前30min	手术之间	每天	每周
地面（手术区域、暴露区域）	√	√	√	√
所有地面			√	√
内外走廊	√		√	√
物体表面（手术区域、暴露区域）	√	√	√	√
手术床各部位	√	√	√	√
手术凳（表面及凳腿）	√		√	√
器械台、仪器车、污物车等各种车辆	√		√	√
手术间墙壁、天花板、玻璃、输液滑轨				√
无影灯	√		√	√
无影灯臂				√
中央负压吸引器（连接墙壁与引流瓶的吸引管）		√	√	√
移动式负压吸引器（瓶间连接管）			√	
回风口栏			√	√
新风口及过滤网				√
一次性物品柜、药品柜内				√
保温柜、冷藏柜内			√	√
体位垫		√	√	√
手术间所有仪器设备如电刀、双极电凝器、显微镜、麻醉机、监护仪、体外循环机、超声、仪器电线和各种连线等	√		√	√
非对接式患者运送车			√	√
对接式患者运送车			√	√

注：以上建议为正常情况下执行频度，有污染或其他情况时应及时进行清洁消毒处理。地面清洁消毒频次每日不少于3次。

第四节 不同等级的环境污染风险区域的日常清洁与消毒管理

环境污染风险分类	环境污染风险区域划分	环境清洁等级分类	方式	频率	标准
低度环境污染风险区域	无菌间、库房、仪器设备间、办公室、生活区等	清洁级	湿式清洁	1～2次/日	要求达到区域内环境干净、干燥、无尘、无污垢、无碎屑、无异味
中度环境污染风险区域	手术患者出入门口、患者等候区、走廊、复苏室、病理间等	卫生级	湿式清洁，可采用清洁剂辅助清洁	①物表1～2次/日 ②地面视污染程度制定拖擦频率，≥2～3次/日	要求达到区域内环境表面细菌菌落总数≤10cfu/m^2
高度环境污染风险区域	手术间、污物间等	消毒级	①湿式清洁，可采用清洁剂辅助清洁 ②高频接触的环境表面，实施中、低水平消毒	①接台手术结束后 ②手术间的手术全部结束后	要求达到区域内环境表面菌落总数符合GB 15982要求（不得检出目标微生物）

注：各类风险区域的环境表面一旦发生患者体液、血液、排泄物、分泌物污染时应立即实施污点清洁与消毒。

第五节 感染（特殊感染）手术后手术间处理流程

一、操作流程

1. 朊病毒

（1）医疗用物应装双层黄色垃圾袋密封焚烧，可重复使用的被污染的物品浸泡于1mol/L氢氧化钠溶液内作用60分钟，然后按WS 310.2《清洗消毒及灭菌技术操作规范》中的方法进行清洗、消毒、灭菌，压力蒸汽灭菌参数为134～138℃，18分钟；或132℃，30分钟；或121℃，60分钟。

（2）污染的物表用1mol/L氢氧化钠溶液或10000mg/L含氯消毒剂擦拭消毒15分钟以上。

（3）为防止环境和一般物体表面污染，宜采用一次性塑料膜覆盖操作台，操作完成后按特殊感染医疗废物焚烧处理。

2. 气性坏疽

（1）诊疗器械应先消毒，一般使用1000～2000mg/L含氯消毒剂浸泡30～45分钟，有明显污染物时用5000～10000mg/L含氯消毒剂浸泡60分钟以上，然后按规定清洗灭菌。

（2）物表用500mg/L含氯消毒剂擦拭。

（3）环境表面用1000mg/L含氯消毒剂擦拭。

（4）术后用3%过氧化氢熏蒸，按照20ml/m^3气溶胶喷雾，密闭24小时。

（5）患者用过的床单、被套、布类织物等单独用双层塑料袋密封，并标识清晰，压力蒸汽灭菌后再清洗。

（6）做好职业防护，遵循WS/T 311—2023《医院隔离技术标准》的要求，戴一次性手套。

（7）医疗废物按照《医疗废物管理条例》要求进行。

3. 突发不明原因传染病的病原体

（1）途径不明时，应按照多种传播途径，确定消毒的范围和物品。

（2）具体灭菌方法需要根据病原体的特性、污染程度和消毒物品的性质等因素综合考虑，并遵循国家发布的相关规定和要求。

（3）医务人员做好个人防护，避免感染风险。

第六节 医疗废物运送工具清洁消毒登记表

日期、时间	1000mg/L含氯消毒剂擦拭 （每次运送医疗废物后）	运送人员签名	检查者签名 （每周抽查）

第九章　手术室运送人员工作制度

一、目的

规范手术患者运送制度，明确手术患者运送的适应证、禁忌证、运送必备用品、方法及交接注意事项，以减少不良事件发生，为运送手术患者提供安全的运送过程，保证医疗安全。

二、手术患者运送交接原则

1. 运送人员应为有资质的医院工作人员。运送交接过程中应确保患者身份正确。依据患者坠床风险评估情况，选择合适的运送工具，用轮椅或车床运送。

2. 运送前应确认患者的病情适合且能耐受运送。

3. 运送前应确认运送需要携带的医疗急救设备及物品，并确认功能完好。

4. 运送中应确保患者安全、固定稳妥，运送人员应在患者头侧，如有坡道应保持头部处于高位。注意患者的身体不可伸出轮椅或推车外，避免推车速度过快、转弯过急，以防意外伤害。并注意隐私保护和保暖。

5. 交接过程中应明确交接内容及职责，并按《手术患者交接单》记录。

三、操作规程

1. 手术室白班运送人员换好干净整洁的工作服到岗，配戴帽子、口罩、鞋套（运送人员为有资质的医院工作人员）。

2. 运送人员与夜班护士共同核对“患者手术安排表”（患者信息卡），核对无误后检查转运车是否运行正常。打电话通知专用电梯到达相应楼层区域等待。

3. 到达病房后，主动与病房护士联系。标准用语为“老师您好，我是手术室运送人员，我来接 XX 床 XX 患者，请您帮我准备 XX 床 XX 患者的病历。”查看交接单上注明是否有影像资料、尿管、胃管，术前是否禁食等。

4. 向患者介绍自己，标准用语为“您好，我是手术室的运送人员，我来接您去做手术。”至少同时使用两种方法确认患者身份，核对患者信息（姓名、年龄、性别、床号，并请患者自己说出相关信息），腕带信息与接患者的手术安排表要一致，确保患者正确。

5. 询问患者是否禁食、禁水，是否摘掉手表、发夹、首饰、眼镜、隐形眼镜、假牙等，告知患者自身物品不可带入手术室，换好病号服。检查患者手术标识（除隐私部位），不能查看的必须询问确定是否画了标识。根据手术需求，携带腹带、颈托、外支架、护腰等要在患者交接单上注明。手术转运车停放在病房门口，遇到行动不便的患者把手术转运车推至病床旁并固定好。

6. 发现术前准备不完善时，如需禁食患者未按照要求禁食，或者患者正在做检查等情况，运送人员电话通知手术室主班护士告知患者的情况，并询问处理方法。

7. 危重患者要请相关科室的医护人员陪同送至手术室，并与当台麻醉医生、手术室护士进行当面交接。

8. 接手术患者时确认转运车或轮椅安全、固定稳妥，让患者平稳的躺在手术转运车上/坐在轮椅上，盖好被单，协助病房护士查看尿管、胃管、引流管等管路并拉起床档，轮椅系好安全带。病房护士填写手术患者交接单并与运送人员交接影像资料、术中所需物品等，扫描患者腕带信息记录出病区时间，运送人员接患者到手术室。

9. 在运送途中，遇到减速带及凹凸路面时应放缓速度，避免患者颠簸。运送人员应在患者头侧，如有坡道应保持头部处于高位。注意患者的身体不可伸出轮椅或转运车外，避免推车速度过快、转弯过急，以防意外伤害，注意保护隐私和保暖。患者入手术室后在患者入口更换手术室内转运车和手术室内洁净薄被。

10. 运送人员将患者推至护士站与主班护士共同核对，核对无误持 PDA 扫描患者腕带记录患者入手术室时间，再将患者送入恢复室，由恢复室人员负责管理。手术间巡回护士手术结束，到恢复室核对次台手术患者，无误后推至手术间。

11. 手术结束后，手术间内巡回护士电话通知运送人员送 XX 手术间患者，告知手术室名称及是否需要手术转运车、轮椅、过床板等。运送人员接到电话立即到相应名称手术间接患者。

12. 运送人员送回患者

（1）患者回病房　根据患者去向准备转运用物，提前通知接收科室及患者家属。由麻醉医师、手术医生、运送人员护送患者回病房（局麻患者，由运送人员护送患者回病房）；运送人员将患者病历及携带物品全部交给病房护士，病房护士根据患者交接单逐项核查，无误后签字。如有问题立即通知手术室主班护士，主班护士通知当台护士，如有特殊情况当台护士到病房床旁进行交接。夜间或节假日通知值班护士。

（2）患者入恢复室　由麻醉医师/麻醉护士、巡回护士送患者入恢复室，巡回护士与恢复室护士根据患者交接单逐项进行交接并签字。

13. 躁动患者转运过程中应使用约束带固定，防止坠床。

14. 运送人员及时对手术转运车进行清洁消毒，更换床单、被套，并固定转运。

15. 患者进入手术前准备室或手术间，护士应确认手术患者信息及携带物品，并记录。

16. 离开手术室前，护士应确认管路通畅、妥善固定及携带物品，准确填写

《手术患者交接单》。根据患者去向准备运送用物。

17. 运送中确保手术患者安全。

（1）根据手术患者病情，确定运送人员、适宜时间、目的地、医疗设备、药物及物品等。

（2）防止意外伤害的发生，如坠床、非计划性拔管、肢体挤压等。

（3）运送前确保输注液体的剩余量可维持至目的地，密切监测各项生命指征。

18. 交接双方应共同确认患者信息、病情和携带用物无误后签字，完成交接。

19. 运送设备应保持清洁，定期维护保养。运送被单应一人一换，注意保暖。

20. 特殊感染手术患者运送应遵循 WS/T 367—2012《医疗机构消毒技术规范》做好各项防护。

21. 做好突发应急预案的相应措施。如突遇设备意外故障、电梯故障，备好相应的急救用物和紧急呼叫措施。

第十章　磁共振手术间管理制度

第一节　磁共振复合手术室安全管理制度

一、目的

所有手术相关人员包括手术医生、麻醉医生、手术护士、术中协助人员、后勤保障人员和保洁人员都应接受岗前培训并且不存在磁共振禁忌，保证磁体及患者安全。

二、适用范围

磁共振复合手术室。

三、管理规范

1. 所有手术相关人员包括手术医生、麻醉医生、手术护士、手术中协助人员、后勤保障人员和保洁人员都应接受岗前培训并且不存在磁共振禁忌。

2. 在手术间内外显要位置设置相关警示标志，标明相关注意事项。手术间内常用设备和物品应标明安全等级（安全、相对安全、不安全）。

3. 手术中磁共振扫描手术间应由专人进行管理，设立相应储物间、储物柜。

4. 所有相关医务人员在术前访视和谈话时都应向患者详细说明手术中注意事项和禁忌证，进行危险告知并签字。患者进入手术室前应由病房医生确认并完成手术中磁共振扫描的安全排查并签字，相应文件夹入病历，手术室护士在推患者入手术室前再次确认是否已进行磁共振安全告知。

5. 磁体进入手术区前应进行危险检查，危险解除并签字确认后方可移入磁体。磁体进入手术区后必须关闭所有房门，任何人不得随意开门。

6. 无论医务人员还是患者严禁携带任何金属物品（钥匙、皮带、手表、硬币、小刀、项链、耳环、手机、金属避孕环等）进入手术间。

7. 不能明确体内是否有金属物时应先行磁探测或 X 线检查。

8. 参加手术人员不得私自换班或将其他无关人员带入磁共振手术间。

9. 不得操作本专业以外的仪器设备，尤其是磁共振设备。

四、操作流程

1. 不得私自将磁共振专用设备与其他手术间设备互换使用。

2. 物品应在固定位置摆放，不得随意移动。

3. 患者检查时外耳道应填塞棉球。

4. 所有掉落物品应及时捡起以免构成投射威胁。

5. 发生紧急情况时应先将磁体移离患者。

6. 磁共振环境下不安全的设备及耗材应避免存放在紧邻磁共振环境处。

7. 安全负责由手术医生、麻醉医生、巡回护士以及磁共振技师共同承担。

8. 按规定对设备进行使用和保养。

9. 患者管理注意事项：

（1）已完成“知情同意书”所有内容的告知及同意。

（2）摆放体位时患者皮肤之间如手臂与躯体、双腿之间放置衬垫隔开，防止形成导电回路。

（3）检查体温探头、心电图导线、光纤电线等不能出现交叉、打圈现象。

（4）外耳道用棉球封闭。

（5）切口使用不显影的无菌敷料覆盖。

10. 物品管理注意事项

（1）不兼容物品移至5高斯以外（包括无影灯、显示器、导航仪、座椅、手术车、电线、显微镜、吸引器、垃圾桶等）；相对安全的麻醉机、输液泵、监护仪等应处于锁定状态；患者尿袋内无存尿；按清点单逐一落实，双人（巡回护士、磁共振技师）签字确认后磁体移出。

（2）器械、敷料严格清点。手术中掉落在地上的物品巡回护士及时保管好。

（3）手术区域由手术医生、器械护士、巡回护士、麻醉医生共同完成保护。

（4）无线电射频线圈和头部固定装置禁止浸泡在水中（可用塑料制品包裹保护），每次手术后更换，出现明显损坏时禁用；头部固定装置为磁兼容性碳纤维材质，搬运时以防跌落，使用中避免消毒液、血液等对其腐蚀及污染。

11. 器械护士注意事项

（1）在指定位置打开手术器械、敷料及术中用物；扫描时撤离5高斯以外。

（2）手术中减少手术野周围器械数量并及时收回暂时不用的器械。

（3）扫描前与巡回护士清点器械、针、纱布、纱垫等。

（4）与医生、巡回护士共同使用无菌罩保护好手术区域。

（5）扫描后，撤下无菌单，将器械车移回手术床旁并继续手术。

12. 巡回护士注意事项

（1）接到手术医生扫描通知后，再次检查手术野及患者身上的金属物情况；所有不安全的仪器设备移至5高斯以外。

（2）协助器械护士将车移至5高斯以外。

13. 覆盖保护套

（1）逐项再次与磁共振技师核查，双方签字确认。

（2）关闭电源、手术灯等。

（3）关闭房门，撤离。

第二节　手术中磁共振手术配合流程

项目	工作流程
手术前患者确认	手术前由病房医生完成患者磁共振安全筛查问题
手术室准备	根据物品清点单确认；清点所有针头及铁磁性物质；清点所有器械及铁磁性物质；清点手术室内所有设备
手术前	完成磁共振安全筛查；各导线摆放无环路行程；患者皮肤与皮肤无接触；确认患者及线圈位于成像中心；为患者佩戴耳塞或填塞棉球；巡回护士主持完成铺巾前确认检查
手术中	对于手术室内的所有器械、设备、人员的流动进行监管
扫描前	确认将设备移至5高斯线外；确认已完成清点所有针头及铁磁性物质；确认已完成清点所有器械及铁磁性物质；确认已完成清点手术室内所有设备；确认完成手术无菌区域铺巾及线圈摆放；手术医生主持巡回护士协助进行术中磁共振安全检查并完成安全检查表签名确认；通知影像技术员打开屏蔽门
手术中扫描	影像技术员负责确认完成了扫描前的安全检查后打开屏蔽门；影像技术员负责操控磁体移入手术室；手术医生、巡回护士、影像技术员共同监测手术床和磁体相对位置并确保磁体安全移动；麻醉医生负责确保磁体移动过程中各种麻醉通路的安全
扫描后	扫描结束后，影像技术员负责操控磁体移出手术室；巡回护士确认屏蔽门关闭；移除线圈及铺巾；更新导航（根据需要）；将设备重新移入5高斯线内相应位置
手术完成	完成确认清点所有针头及铁磁性物质；完成确认清点所有器械及铁磁性物质；完成确认清点手术室内所有设备
手术室清洁及整理	推车放置5高斯线外原固定位置；将灯、塔及各类设备放置其原固定位置

第三节　磁共振复合手术室器械护士工作流程

1. 器械护士手术日晨进行手术间准备工作，准备手术用物。

2. 根据房间所需的所有物品的磁共振属性，检查并准确摆放器械、敷料和各种仪器设备等（顺磁性物品必须放在5高斯线之外并加以防护措施，如固定脚轮等）。

3. 检查手术间各处有无磁性物品，如各种铁器、针头、刀片等，特别是5高斯线以内。

4. 患者入手术间之前，协助巡回护士再次核对患者进行磁共振前是否接受安全问询，帮助巡回护士将患者安全移至手术床上，并协助其在患者皮肤接触区（上肢与躯干之间、两腿之间等）放置专用衬垫加以保护。

5. 协助巡回护士输液后（输液车立即放回固定位置），用中单及约束带初步固定患者。做刷手前准备：在指定位置打开手术所需器械。刷手后穿无菌手术衣、戴无菌手套，整理无菌台，检查每一件器械（特别是缝针、刀片、螺丝、钳子尖等），并和巡回护士共同清点所有器械、敷料。患者麻醉插管后，巡回护士协助医生先给患者进行第一次扫描，此时器械护士需将器械车移至指定位置（5 高斯线以外）并用无菌中单覆盖台面（中单不能下垂）。

6. 扫描后准备消毒物品进行皮肤消毒，由消毒医生铺单。贴第一层手术贴膜，铺大单，贴第二层贴膜，切皮后进行二次清点，并做到传递到术野及术野周围使用的各种器械数目清晰，尽量简化术野周围器械数量，及时收回暂不使用的器械。

7. 按手术步骤积极配合手术，随时关注手术进展情况，保存好术中标本，在显微镜下可见肿瘤大部分切除或完全切除之前，及时收回手术器械。

8. 在手术医生准备进行磁共振扫描之前与巡回护士认真清点每一件器械（用湿棉垫覆盖切口，切忌用带显影丝的敷料覆盖切口），将双极、吸引器管、超声吸引刀线/管等固定在器械车上，并加盖中单，将器械车固定放于指定位置。

9. 在手术野加盖无菌单，在巡回护士协助下由手术床头侧至脚侧套无菌显微镜套并固定（巡回护士固定带子于床下方）。

10. 磁共振技师确认后进行扫描，之后进入附属间。

11. 由磁共振技师打开安全门，在磁体移去之后，巡回护士先撤去显微镜套，巡回护士将覆盖无菌单撤去。

12. 移回器械车（固定脚轮），按要求继续配合手术。

13. 完全关闭硬脑膜前和巡回护士共同认真清点器械及敷料，清点准确无误后告知主刀医生，关闭皮瓣之前再次清点。

14. 关闭切口后立即收回并整理所有器械及敷料，确保所有数目准确无误且无任何金属物品留在敷料内或掉落在地上。

第四节　磁共振复合手术室巡回护士工作流程

1. 巡回护士进入磁共振手术间后检查房间仪器设备。

2. 认真查对患者基本资料、检查情况、安全问询表格填写情况等；仔细询问患者和（或）家属是否已经接受手术医生和麻醉医生术前磁共振检查注意事项的告知，并告知其术前磁共振检查注意事项，并检查确认无禁带物品。

3. 进入手术间之前，再次对患者进行磁共振安全问询，确认安全后方可进入手术间。

4. 在器械护士协助下为患者输液（液体必须挂在磁体相容输液架上），上肢、躯干及两腿之间加衬垫保护，初步固定患者。

5. 检查各种仪器、设备等是否在手术所需的指定位置。协助麻醉医生进行麻醉，涂眼膏，在患者双耳塞棉球或专用耳塞。和器械护士认真清点每一件器械。

6. 对进入房间的所有手术人员认真进行磁共振安全问询，严格限制人员进入，避免携带任何顺磁性物品。

7. 协助手术医生摆体位、上头架（要确保连接准确固定牢靠）、安装下半部分线圈（线圈必须加防水膜保护，线圈光缆线不可打折，固定于左侧床沿）固定体位时注意上肢中单固定双手后，用约束带再次固定（注意：输液管路放置在上方，以便观察，注意约束带要拉平）。检查心电监护电极导线（使用核磁手术专用电极片）及患者固定情况。

8. 与器械护士进行手术前清点。协助并监督医生消毒。连接双极、吸引器等设备。术中密切观察手术进展情况、液体、尿量等并及时准确记录各项记录单，及时准确记录手术收费项目。如有器械掉落应立即捡起。确认需要扫描之前同器械护士认真清点每一件器械，撤去双极、吸引器等协助器械护士随器械车放于指定位置；撤去所有顺磁性物品至 5 高斯线外。（首先检查患者从头上至脚下，皮肤有无接触，导线固定，检查线圈是否固定在床的左缘，撤去负极板。其次检查地上顺磁性物品是否撤离。再次检查吊塔物品是否撤离。最后检查地面是否有遗留物品）协助器械护士由床头至床尾套显微镜套并固定于床下方。

9. 指导所有人员撤离至 5 高斯线以外区域。

10. 与磁共振技师共同核对检查表，确认无误后，在安全检查表及护理记录单上双人共同签字确认，切断房间交流电照明后方可进行扫描。

11. 巡回护士检查患者输注液体通畅，液体量足，清空尿袋，并夹闭尿管，再次检查环境安全，所有人员进入辅助间，并协助关闭安全门。

12. 打开大门外侧磁共振扫描指示灯，开始扫描。扫描结束后，打开控制室安全门，协助打开附属间安全门。撤去床上显微镜套，移回各种所需仪器、设备，重新连接吸引器及各种导线、负极板等，打开尿袋并悬挂于床尾。

13. 手术结束后整理补充房间用物，请保洁人员打扫环境卫生（患者不离开手术间不开后门，护士必须指导保洁人员将手术间用物归位）。

第五节　磁共振失超应急处理预案

一、目的

加强人员管理，学习磁共振失超的预防措施，减少失超的发生，掌握失超的应急预案。

二、适用范围

磁共振室及磁共振复合手术室。

三、术语

失超　超导体因某种原因突然失去超导特性而进入正常态的过程。超导体是在极高的电流密度下工作的，又处于低温环境，失超永远是超导体的一个严重问题。

四、失超因素

1. 磁体本身结构和线圈因素造成的失超　多发生励磁过程中，线圈固定用树脂受力破裂，释放热能引发失超。

2. 超导材料不稳定造成的失超　常见于首次励磁时发生。

3. 磁体超低温环境破坏造成的失超　液氦不足则可能发生失超，磁体的真空被破坏则一定发生失超。

4. 人为因素造成的失超　励磁时充磁电流超过额定值、补充液氦方法不当皆可造成失超。

5. 磁体急停单元　按下红色急停开关将立即导致失超。

6. 其他　地震、雷电、撞击等均可能造成失超。

五、预防措施

1. 每天对液氦面观察和记录，对水冷机的工作状态进行登记　当液氦面低于40%时，及时加液氦。

2. 磁体各对外管口的常规检查　磁体上方各排气管路应保持畅通，以避免容器内压力升高而导致失超。各输液管口应密封完好，发现结冰要立即处理。通向室外的失超管应有防尘措施，并每月定期清理，防止堵塞。

3. 紧急失超开关的管理　紧急失超开关仅用于地震、火灾和危及患者生命等突发事件。开关旁贴有使用说明。

六、应急措施

1. 磁体内冷却液剧烈蒸发，所产生气体可能导致扫描室缺氧，首先撤离患者，打开所有通风装置、门和抽风机，检查通向室外的失超管，保证通畅，确认氧监测装置无警报。

2. 立即通知维修人员，防止失超的发展。

3. 患者出现生命危险时，通知医生协助抢救。

4. 全面检查磁体，找出失超原因。尽快更换有关管道口的保鲜膜，避免空气进入磁体低温容器后形成冰块。

5. 如检测确认磁体尚未破坏，重新建立超导环境并给磁体励磁。

第二篇 临床手术室知识题库

第一章 名词解释

1. 消毒
2. 灭菌
3. 无菌技术
4. 无菌区域
5. 无菌物品
6. 无菌器械台
7. 无菌屏障系统
8. 手卫生
9. 外科手消毒
10. 标准手术体位
11. 手术隔离技术
12. 隔离区域
13. 手术部位感染
14. 同期手术
15. 外科感染
16. 电外科
17. 单极电刀
18. 双极电凝
19. 体核温度
20. 低体温
21. 休克
22. 低血容量性休克
23. 危急值
24. 大量输血
25. 溶血性输血反应
26. 静脉血栓栓塞症（VTE）
27. 深静脉血栓（DVT）
28. 皮肤压力性损伤
29. 骨筋膜室综合征
30. 围术期
31. 三方核查
32. 跌倒
33. 医疗器械相关性损伤
34. 灼伤
35. 终末消毒
36. 气溶胶
37. 医务人员职业暴露
38. 职业防护
39. 标准预防
40. 感染
41. 外源性感染
42. 内源性感染
43. 医院感染
44. 外科热
45. 气性坏疽
46. 医疗废物
47. 感染性废物
48. 病理性废物
49. 手术器械
50. 手术间自净时间
51. 手术烟雾
52. 电离辐射
53. 护理信息系统
54. 一体化手术间

参考答案

1. 消毒：指杀灭或清除传播媒介上病原微生物，使其达到无害化的处理。
2. 灭菌：指清除或杀灭医疗器械、器具和物品上一切微生物的处理。包括芽孢。
3. 无菌技术：指在医疗、护理操作中，防止一切微生物侵入人体和防止无菌物品、无菌区域被污染的操作技术。
4. 无菌区域：指经过灭菌处理且未被污染的区域。
5. 无菌物品：指经过物理或化学方法灭菌后，未被污染的物品。
6. 无菌器械台：指手术过程中存放无菌物品、手术器械等物品的操作区域。
7. 无菌屏障系统：防止微生物进入并能使产品在使用地点无菌使用的最小包装。

8. 手卫生：医务人员洗手、卫生手消毒和外科手消毒的总称。
9. 外科手消毒：外科手术前医务人员用皂液和流动水洗手，再用手消毒剂清除或者杀灭手部暂居菌和减少常居菌的过程。
10. 标准手术体位：指由手术医生、麻醉医生、手术护士共同确认和执行，根据生理学和解剖学知识，选择正确的体位设备和用品，充分暴露手术野，确保患者安全和舒适。
11. 手术隔离技术：指在无菌操作原则的基础上，外科手术过程中采取的一系列隔离措施，将肿瘤细胞、种植细胞、污染源、感染源等与正常组织隔离，以防止或减少肿瘤细胞、种植细胞、污染源、感染源的脱落、种植和播散的技术。
12. 隔离区域：指在外科手术时，凡接触空腔脏器、肿瘤组织、内膜异位组织和感染组织等的器械、敷料均视为污染，这些被污染的器械和敷料所放置的区域即为隔离区域。
13. 手术部位感染：指围手术期发生在切口或手术深部器官或腔隙的感染。
14. 同期手术：两种或两种以上术式同时进行、一次完成的手术。
15. 外科感染：指需要经过外科治疗的感染，包括创伤、手术、烧伤等并发症的感染。
16. 电外科：是应用于外科手术室的一种高频电流手术系统，通过计算机来控制手术过程中的切割深度和凝血速度，达到止血和凝血的效果。
17. 单极电刀：在一个回路中利用频率大于 200kHz 的高频电流作用于人体所产生的热能和放电对组织进行切割、止血的电外科设备。
18. 双极电凝：一种高频电流发生器，在双极电凝器械与组织接触良好的情况下，电流在双极镊的两极之间所产生的热能，对人体组织进行电凝止血。
19. 体核温度：指人体内部胸腹腔和中枢神经的温度，因受到神经、内分泌系统的精细调节，通常比较稳定。一般不超过 37±0.5℃。
20. 低体温：指核心体温小于 36.0℃。
21. 休克：是机体受到强烈的致病因素侵袭后，导致有效循环血量锐减，组织血液灌流不足引起的以微循环障碍、代谢障碍和细胞受损为特征的病理性综合征，是严重的全身性应激反应。
22. 低血容量性休克：指由各种原因引起短时间内大量出血或体液积聚在组织间隙，使有效循环血量降低所致。
23. 危急值：指某项或某类检验异常结果，而当这种检验异常结果出现时，表明患者可能正处于有生命危险的边缘状态。临床医生需要及时得到检验信息，迅速给予患者有效的干预措施或治疗，就可能挽救患者生命。否则，就有可能出现严重后果，失去最佳抢救机会。
24. 大量输血：12~24 小时内快速输入相当于受血者本身全部血容量或更多的

血液。

25. 溶血性输血反应：指由于免疫或非免疫原因，使输入的红细胞在受血者体内发生异常破坏而引起的输血不良反应。
26. 静脉血栓栓塞症（VTE）：指血液在静脉腔内不正常的凝结，使血管完全或不完全阻塞，属静脉回流障碍性疾病。
27. 深静脉血栓（DVT）：指血流在深静脉内不正常的凝结形成血凝块，阻塞静脉管腔，导致静脉回流障碍，是临床常见的周围血管疾病。
28. 皮肤压力性损伤：是位于骨隆突处、医疗或其他器械下的皮肤和/或软组织的局部损伤。
29. 骨筋膜室综合征：因动脉受压，继而血供进行性减少而导致的一种病理状态。临床表现为肿胀、运动受限、血管损伤和严重疼痛、感觉丧失。
30. 围术期：指从确定手术治疗时起，至与这次手术有关的治疗基本结束为止的一段时间。包括手术前、手术中、手术后三个阶段。
31. 三方核查：手术安全核查是由具有执业资质的手术医师、麻醉医师和手术室护士三方，分别在麻醉实施前、手术开始前和患者离开手术室前，共同对患者身份和手术部位等内容进行核查的工作。
32. 跌倒：指住院患者在医疗机构任何场所非预期跌落至地面上。
33. 医疗器械相关性损伤：用于手术治疗或诊断的医疗器械持续压迫局部皮肤、黏膜、组织、器官导致的局限性损伤。
34. 灼伤：由于热力或化学物质作用于身体，引起局部组织损伤。
35. 终末消毒：指每日手术结束后或感染手术结束后进行环境表面的彻底消毒的过程。
36. 气溶胶：指悬浮在空气中的固态、液态或固态和液态的颗粒状物质，如粉尘、烟、雾和微生物。
37. 医务人员职业暴露：指医务人员在从事诊疗、护理活动过程中接触有毒、有害物质或传染病病原体，从而损害健康或危及生命的一类职业暴露。分为感染性职业暴露、化学性职业暴露、放射性职业暴露及其他类职业暴露。
38. 职业防护：指在医疗护理过程中，针对各种职业性有害因素采取有效措施，以保护医务人员免受其损伤或将损伤程度降至最低。
39. 标准预防：认定患者的血液、体液、分泌物、排泄物均具有传染性，需进行隔离。不论是否有明显的血迹污染或者是否接触非完整的皮肤与黏膜，必须采取防护措施。
40. 感染：由病原微生物侵入人体，并在体内生长繁殖所引起的局部和（或）全身性炎症反应。
41. 外源性感染：患者由他人或环境等体外微生物引发的感染。

42. 内源性感染：患者由自身拥有的菌群引发的感染。
43. 医院感染：住院患者在医院内获得的感染。包括在住院期间发生的感染和在医院内获得出院后发生的感染。但不包括入院前一开始或者入院时已处于潜伏期的感染。医院工作人员在医院内获得的感染也属于医院感染。
44. 外科热：又称吸收热。是由于外科手术破坏，组织的分解产物及局部渗液、渗血吸收后出现的反应，术后患者的体温可略升高，变化幅度在0.5～1℃，一般不超过38.5℃。
45. 气性坏疽：指由梭状芽孢杆菌引起的一种以肌坏死或肌炎为特征的急性特异性感染。
47. 医疗废物：又称为医疗垃圾。是指医疗卫生机构在医疗、预防、保健以及其他相关活动中产生的具有直接或者间接感染性、毒性以及其他危害性的废物。
47. 感染性废物：指携带病原微生物具有引发感染性疾病传播危险的医疗废物。
48. 病理性废物：指诊疗过程中产生的人体废弃物和医学实验动物尸体等。
49. 手术器械：在临床手术中，用于切割、剥离、抓取、牵拉、缝合等特定功能所使用的手术工具或医疗器械（包括基础手术器械和专科手术器械）。
50. 手术间自净时间：指在正常运行的换气次数条件下，使手术间内术后废弃物品被清除后，空气含尘度降低的90%或降低到设计洁净度级别上限浓度之内所需的时间。
51. 手术烟雾：指手术过程中使用高频电刀、激光刀、超声刀、动力系统等设备时，组织蛋白或脂肪受到破坏及气化所产生的烟雾。
52. 电离辐射：指使原子或分子中的电子成为自由态而发生电离现象的能量辐射，通常来自X射线和放射性物质等。
53. 护理信息系统：医院信息系统的一个子系统，能对护理管理和义务技术进行收集、储存和处理。
54. 一体化手术间：指能实现手术间内的手术灯、手术床、腔镜设备、能量平台等外科设备、影音设备及医疗信息等远程集中控制及管理的手术间，其管控系统为一体化手术间的管控系统。

第二章　填空题

1. 围手术期是围绕手术的一个全过程，从________开始，到________的过程。
2. 手术室器械护士负责________、________和________工作，要有高度的责任心，能够及时准确的处理好手术台上突发的应急情况。
3. 手术室按洁净程度分三个区域：________、________、________。
4. 手术间物品应做到“三定一整齐”即：________、________、________；所有物品保持清洁、整齐。
5. 锐器盒达到________或________密闭后交于保洁人员按医疗废物管理规定处理。
6. 高压灭菌时，布类包装使用包装灭菌指示胶带密封不少于________格，包内放置化学指示卡。
7. 精神疾病、意识障碍、语言障碍、婴幼儿等特殊手术患者，应有身份识别标识（如腕带、指纹等），交接时同时询问________，共同参与身份确认。
8. 外科手消毒剂开启后应标明________、________，3M 手消液开瓶后使用期不得超过________，不易挥发的产品开瓶后使用期不得超过________，75% 100ml 的酒精开瓶后使用期不得超过________。
9. 外科手消毒洗手时取适量的皂液清洗________、________、________，认真揉搓，应注意清洁指________ 和________。
10. 外科手消毒的整个过程中双手应保持位于________高于________，保持________，使水由________流向________，避免倒流。
11. 手术部位消毒可清除手术切口处及其周围皮肤上的________，并抑制长居菌的移动，最大程度的________手术部位相关感染。
12. 穿无菌手术衣时，选择________站立，面向________，手提衣领、抖开，使无菌手术衣的另一端下垂。脱无菌手术衣手术原则由________协助解开衣领系带，先脱________，再脱________，确保不污染刷手衣裤。
13. 铺无菌器械台开无菌物品是应检查无菌物品________、________、________、________、________、________。
14. 无菌手术衣的无菌区范围为________、________及________之间。
15. 打开无菌包的方式：外层用手打开，内层用________打开，顺序为________，检查包内________再打开对侧，无菌器械台的铺巾保证________，四周无菌单垂于车缘下________，并保证无菌单下缘在________以上。
16. 传递手术刀的方法：采用弯盘进行________传递方法，________递给术者，防止职业暴露。
17. 持针器传递针方法：洗手护士右手捏住________，针尖端向________，针弧

________，缝线搭在手背上或握在手心中，利用________适当力度将柄环部拍打在________。

18. 传递器械应做到________、________、________、________，用力适度以达到________为限。
19. 安置手术体位后或变换体位后，应对患者________、________、________、________以及________、________、进行重新评估，观察受压部位的情况。
20. 手术体位是由________、________、________共同确认和执行，根据生理学和解剖学知识，选择正确的体位设备和用品，充分显露手术野，确保患者安全与舒适。
21. 压疮高风险的患者，对非手术部位，在不影响手术的情况下，至少每隔________调整受压部位一次。
22. 仰卧位易受压部位：________、________、________、________、________等部位。
23. 头低脚高仰卧位根据手术部位调节手术床至适宜的倾斜角度。一般头低脚高________，头板调高约________，左倾或右倾________。
24. 约束下肢：距离膝关节________处固定，以容纳一掌为宜，防止损伤________。
25. 妊娠晚期孕妇在仰卧位时需适当________，以预防仰卧位低血压综合征的发生。单纯人字腿仰卧位时，两腿分开不宜超过________。
26. 侧卧位手术易受压部位：__________、__________、__________、__________及__________等。
27. 摆放侧卧位头下置头枕，高度平下侧肩高，使颈椎处于________位置。腋下距肩峰________处垫胸垫。术侧上肢屈曲呈________置于可调节托手架上，远端关节稍________近端关节。
28. 标准手术体位包括：________、________、________、其他手术体位都在标准体位基础上演变而来。
29. 手术中休克（低血容量、感染性、心源性、神经源性、过敏性）患者仰卧，双下肢或头和躯干抬高________，以增加________和减轻________负担。
30. 消毒范围应超过手术切口周围________的区域。关节手术消毒范围超过________。清洁手术，消毒顺序由________。污染手术或肛门、会阴处手术，消毒顺序由________。
31. 颈前部手术消毒范围：上至________、下至________、两侧至________。
32. 乳房消毒范围：前至________，后至________、上过________、下过________。
33. 上腹部手术消毒范围：上至________，下至________，两侧至________。
34. 肾部手术消毒范围：前后过________，上至________，下至________。

35. 手术切口周围及器械托盘至少覆盖________层无菌手术单，其他部位至少________以上。
36. 负极板的粘贴选择易于________、________、________的区域。靠近手术切口部位，距离手术切口________，距离心电图电极________，避免电流环路中近距离通过心电图电极和心脏。
37. 双极电凝使用时，推荐使用________电凝，每次电凝时间约________，可重复多次，直至达到电凝效果。
38. 超声刀是以________的频率通过刀头进行机械震荡，将电能转变成________进而产生作用的。
39. 将高频电刀笔与主机相连，电刀连线固定时不能与其他导线盘绕，防止发生________，电刀笔不使用时将其放置于________。
40. 手术中个体体温会降低中枢神经的氧耗和氧需，减少脑血流量，降低颅内压，核心温度在________以上不影响脑功能，________以下意识损伤。
41. 对于烧伤、新生儿等无法粘贴回路负极板及有金属植入物等患者宜选择________、________或超声刀。
42. 气道内手术使用电刀或电凝时应防止________，肠道手术禁止使用________灌肠，________的患者慎用电刀。
43. ________以下小儿，应选择婴幼儿负极板。
44. 手术隔离技术开始：明确进行肿瘤组织切开时：________、________、________、________、________、________、________等手术穿透空腔脏器时；以及组织修复，器官移植________时即为隔离开始。
45. 洗手护士的手不得直接接触污染隔离“源”：________、________、________。
46. 移植类手术中应采取综合性体温保护技术，室温设置在________，通过调节水毯、充气式加温仪等措施维持患者体温在________以上。
47. 标本管理的原则有：________原则、________原则、________原则。
48. 固定标本时，使用________，固定液的量不少于病理标本体积的________，并确保标本全部置于固定液中。
49. 手术室发生火灾，应遵循 R. A. C. E 原则，即________、________、________、________。
50. 深静脉血栓形成的主要原因：________、________、________。
51. 手术安全核查在________、________、________由________、________、________根据《手术室安全核查表》内容逐项核查。
52. 过敏性输血反应包括________、________、________，严重者出现________、________甚至死亡。
53. 全血、成分血和其他血液制剂应从血库取出后________内输注，________内输注完。

54. 常见的输血反应：________、________、________。
55. 常见的自体输血方式有________自体输血，________自体输血和________自体输血三种方式。
56. 回收式自体输血血液立体超过________不可输注。
57. 加压输血时静脉注射针头成人不少于________，儿童不少于________，以便血液顺利、快速输入。
58. 护士给药时应做到“三查八对一注意五不执行”：“三查”是________、________、________查对；“八对”________、________、________、________、________、________、________、________；“一注意”是________。
59. 麻醉药品和精神药品（麻精药品）管理方法实行________、________、________、________、________的五专管理模式，严格执行全程双人操作制度，麻精药品的处方开具、使用和管理不得仅由同一人实施，全程批号管理和基数每天清点、登记、结算制度。
60. 在局麻药中加用肾上腺素________以及________。
61. 医嘱“五不执行”：________，________，________，________，________。
62. 麻醉医生/手术医师开具口头医嘱，护士复述________、________、________、________、________，并得到医师确认。
63. 术中预防性抗菌药物使用应在皮肤、黏膜切开前________给药，手术时间超过________或成人出血量超过________，术中应遵医嘱追加一次预防性抗生素使用。
64. 手术物品的清点时机：________、________、________、________。
65. 手术物品清点原则：________、________、________、________。
66. 绑扎止血带选择肌肉丰富位置：一般上肢置于________，下肢置于________，距离手术部位________以上。
67. 止血带的压力设置根据患者________、________、________、________等决定。一般设置值：上肢________，时间________；下肢________，时间________。
68. 胸内除颤，成人首次能量为________，之后增至________，最大为________；儿童首次能量为________，之后增加至________，最大为________。
69. 手术室环境表面清洁与消毒应采取________方法，遵循先________，再________的原则。
70. 手术室环境表面清洁与消毒清洁时应有序进行，遵循________、由________、________的原则。
71. 手术室环境表面清洁与消毒 < 10ml 的溅污，先________再________；对于 > 10ml 的溅污，先采用________、________清除后，再实施清洁消毒措施。

72. 已铺置未用的无菌台保留时间为________。无菌单被污染或被液体倾倒浸湿，立即铺________以上的无菌巾遮盖或跟换。
73. 安置膀胱截石位应注意防止________受压，在腘窝处用棉垫保护；同时保护________、________的韧带和肌肉，支腿架不易过高，两腿不易分开过大，角度不超过________。
74. 无菌物品柜、架应距地面________，距天花板________，距墙壁________。
75. 医疗废物的分类：________、________、________、________、________、________。
76. 用过的血袋放入________冰箱保留________，然后毁形弃之。
77. 在采血时，为达到抗凝的目的，血袋内含有枸橼酸钠抗凝剂。每输入1000ml血后，应补充________或________。
78. 中心静脉压正常值________，保证结果的准确性，测压时保证零点位置平行于________位置，平卧位时平行于________，侧卧位时平行于________。
79. 中心静脉管路，应________评估1次，评估外周静脉通路，遵循以下原则：输注发疱剂，________的评估频次；新生儿和儿童，________评估；重症患者、感觉/认知能力缺失患者，________评估；输注非刺激性、非发疱剂类药物，每________评估一次。
80. 临床护士________、________、________、________、________、规范书写护理文件。
81. 停电应对措施：使用呼吸机的患者，立即将________分离，连接________维持呼吸，密切观察患者意识、生命体征；对使用有蓄电池的电动力仪器的患者，检查蓄电池电量，确保仪器正常运行。
82. 硝普钠输注时注意________，保存不得超过________。
83. 血管钳带线传递法：洗手护士用止血钳纵向夹紧结扎线一端________传递时手持轴部，弯曲向上，用柄轻击术者手掌传递。
84. 甲状腺的血液供应：________、________、________、________、________。
85. 腹股沟管男性有________通过，女性有________通过。
86. 腹股沟疝由________、________、________、________组成。
87. 胃壁的解剖由内之外层次：________、________、________、________。
88. 胃左动脉起源于________，胃右动脉起源于________。
89. 连接脾脏的韧带：________、________、________、________。
90. Whipple手术的切除范围包括________、________、________、________、________及________。
91. 胰岛素瘤摘除过程中，护士要注意________的变化。
92. 出入肺的肺门包括________、________、________和________。
93. 膈肌的三个开口：________、________、________。

94. 单踝即________，双踝即________、________，三踝即________、________、________。
95. 膝关节的骨骼由________、________、________及________上端四部分组成。
96. Whipple 手术中，消化道重建包括________、________、________吻合。
97. 法洛四联症指________、________、________、________等四种病理改变的先天性发绀型心脏病。
98. 主动脉狭窄的分型有________、________、________。
99. 动脉导管是胎儿期________和________的正常通道，出生后未能闭锁而造成先天性心脏病，成为动脉导管未闭。
100. 膀胱镜包括________、________、观察镜、操作镜及特殊用镜等。
101. 脊椎的四个生理弯曲为________、________、________、________。________、________凸向前，________、________凸向后。
102. 头皮由内向外分为________、________、________、________、________。
103. 颞部头皮由内下外分为________、________、________、________、________、________。
104. 脑颅骨由________、________、________、________、________和________组成。
105. 剖宫产常见的术式有________、________、________、剖宫产加子宫切除术。
106. 全子宫切除术是将________与________完全切除，次全子宫切除是自子宫峡部或在稍上方切除子宫，保留________。
107. 经阴道子宫切除术先插金属导尿管主要是为了________，防止手术损伤。
108. 鼻窦分为________、________、________、________。
109. 维护输液港时，无损伤针的________应背对输液港接口，才可以做到全方位冲洗输液港装置，防止堵塞。
110. 静脉炎包括________、________、________、________。
111. 护士须对入院患者________内完成压疮风险评估。
112. 压疮评为高危患者，________评估 1 次，评为极高危患者，________评估 1 次。
113. 药物现用现配，配好的药液在________内使用。
114. 手术部（室）应设有________出入通道、________通道，物流做到________，流向合理。
115. 所有设备、回风口栏、墙面及地面彻底清洁消毒________ 1 次。过滤网________清水清洁一次。
116. 洁净急诊手术间的送风系统，应________维持在低速运行状态，保证手术室恒温、恒湿和洁净度。其他手术间至少应在________将系统打开至高速运行。
117. 负极板接触皮肤面积应足够大，一般儿童极板的有效导电面积是________，成人为________，接触面积小易导致灼伤。

118. 可复用物品应采用全程质量信息追溯，保障物品________、________、________、________、________、________、________、________等环节质量安全。

119. 患者髋部骨折分为囊内和囊外两种类型。囊内骨折包括________、________、________，骨折后出血少。囊外型骨折包括________和________骨折。

120. 腹股沟区是前外下腹壁一个三角形区域，下界为________，内界为________，上界为髂前上棘至腹直肌外缘的一条水平线。

参考答案

1. 患者决定接受手术治疗　手术治疗直至基本康复
2. 手术前的准备　手术中的配合　手术后的整理
3. 限制区　半限制区　非限制区
4. 定位　定数　定期检查
5. 3/4 满　48 小时
6. 3
7. 患者家属或陪同人员
8. 日期　时间　3 个月　90 天　1 个月　7 天
9. 双手　前臂　上臂下 1/3　甲下的污垢　手部的皱褶处
10. 胸前　肘部　手指尖朝上　指尖　肘部
11. 暂居菌　减少
12. 宽敞处　无菌区　巡回护士　手术衣　手套
13. 名称　有效期　包外化学指示物　包装是否完好　干燥　有无破损
14. 肩以下　腰以上　两侧腋前线
15. 无菌持物钳　先打开近侧　灭菌化学指示卡合格后　4～6 层　30cm 以上　回风口
16. 无接触式　水平
17. 持针器的中部　手心　朝背　手腕部　术者掌心上
18. 稳　准　轻　快　提醒术者注意力
19. 身体姿势　组织灌注情况　皮肤完整性　安全带固定位置　所有衬垫、支撑物的放置情况
20. 手术医生　麻醉医生　手术室护士
21. 2 小时
22. 枕后　肩胛　骶尾　肘部　足跟
23. 15°～30°　15°　15°～20°

24. 5cm 腓总神经
25. 左侧卧 90°
26. 肩部 健侧胸部 髋部 膝外侧 踝部
27. 水平 10cm 抱球状 低于
28. 仰卧位 侧卧位 俯卧位
29. 20°~30° 回心血量 呼吸
30. 15cm 上或下一个关节 切口中心向周围涂擦 手术周围向切口中心涂擦
31. 下唇 乳头 斜方肌前缘
32. 对侧锁骨中线 腋后面 锁骨及上臂 脐平行线
33. 乳头至耻骨联合平面 腋后线
34. 正中线 腋窝 腹股沟
35. 4~6层 2层
36. 观察 肌肉血管丰富 皮肤清洁 >15cm >15cm
37. 间断 0.5s
38. 55.5KHz 机械能
39. 耦合效应 绝缘的保护套内
40. 33℃ 28℃
41. 双极电凝 电容式回路板垫
42. 气道烧伤 甘露醇 肠梗阻
43. 15kg
44. 胃肠道 呼吸道 宫腔 阴道 食管 肝胆胰 泌尿道 手术开始
45. 隔离器械 隔离区域 隔离组织
46. 22~25℃ 36℃
47. 即刻核对 即刻记录 及时处理
48. 10%甲醛缓冲液 3~5倍
49. 救援 报警 限制 灭火或疏散
50. 血管内皮损伤 静脉血液滞留 血液高凝状态
51. 麻醉开始前 手术开始前 患者离开手术间前 手术医生 麻醉医生 手术室护士
52. 单纯性荨麻疹 血管神经性水肿 喉头水肿 呼吸障碍 休克
53. 30分钟 4小时
54. 发热反应 过敏反应 溶血反应
55. 贮存式 稀释式 回收式
56. 6小时
57. 20G 22G
58. 操作前 操作中 操作后 床号 姓名 药物名称 浓度 剂量 用法 时间

药物有效期 注意用药后反应

59. 专人管理 专柜加锁 专用账册 专用处方 专册登记
60. 减慢吸收 延长麻醉时效
61. 医嘱不全不执行 医嘱不清不执行 用药时间、剂量不准不执行 口头医嘱（除抢救、局麻外）不执行 自备药无医嘱不执行
62. 药物名称 浓度 剂量 用法 时间
63. 0.5～1小时 3小时 1500ml
64. 手术开始前 关闭体腔前 关闭体腔后 缝合皮肤后
65. 双人逐项清点原则 同步唱点原则 逐项即刻记录原则 原位清点原则
66. 上臂近端1/3处 大腿中上1/3处 10～15cm
67. 手术部位 病情 手术时间 收缩压 200～250mmHg ＜60分钟 300～350mmHg ＜90分钟
68. 10J 20J 30J 5J 10J 20J
69. 湿式清洁 清洁 消毒
70. 由上向下 周围区到中心区 清洁区到污染区
71. 清洁 消毒 吸附材料覆盖 消毒
72. 4小时 4层
73. 腓总神经 骶骨与髂 髋关节周围 90°
74. ≥20～25cm ≥50cm ≥5cm
75. 感染性废物 病理性废物 损伤性废物 化学性废物 药物性废物 放射性废物
76. 4℃ 24小时
77. 10%葡萄糖酸钙10ml 10%氯化钙5ml
78. 6～12cmH_2O 右心房 腋中线第四肋间 胸骨右缘第四肋间
79. 每日 至少1次/小时 至少1次/小时 1～2次/小时 4小时
80. 客观 真实 准确 及时 完整
81. 呼吸机与患者人机 简易呼吸器
82. 避光 4小时
83. 2mm
84. 甲状腺上动脉 甲状腺上静脉 甲状腺中静脉 甲状腺下动脉 甲状腺下静脉
85. 精索 子宫圆韧带
86. 疝门（疝环） 疝囊 疝内容物 疝被盖
87. 黏膜层 黏膜下层 肌层 浆膜层
88. 腹主动脉 肝动脉
89. 脾胃韧带 脾结肠韧带 脾膈韧带 脾肾韧带
90. 胰头 胃窦 十二指肠 空肠上段 胆总管下 胆囊

91. 血糖
92. 总支气管　血管　神经　淋巴管
93. 主动脉孔　食管裂孔　下腔静脉孔
94. 内踝或外踝　内踝　外踝　内踝　外踝　后踝
95. 股骨下端　胫骨上端　髌骨　腓骨
96. 胰腺－空肠吻合　胃－空肠吻合　胆道－空肠
97. 肺动脉狭窄　室间隔缺损　升主动脉骑跨　右心室肥厚
98. 主动脉瓣下狭窄　主动脉瓣上狭窄　主动脉瓣狭窄
99. 降主动脉　肺动脉
100. 镜鞘　窥闭孔器
101. 颈曲　胸曲　腰曲　骶曲　颈曲　腰曲　胸曲　骶曲
102. 皮肤　皮下组织　帽状腱膜　帽状腱膜下层　颅骨外膜
103. 皮肤　皮下组织　颞浅筋膜　颞深筋膜　颞肌　骨膜
104. 颞骨　顶骨　额骨　枕骨　蝶骨　筛骨
105. 子宫下段剖宫产　子宫体剖宫产　腹膜外剖宫产
106. 子宫体　子宫颈　子宫颈
107. 排空膀胱
108. 上颌窦　额窦　蝶窦　筛窦
109. 斜面
110. 机械性静脉炎　细菌性静脉炎　血栓性静脉炎　化学性静脉炎
111. 8 小时
112. 每日　每班次
113. 2 小时
114. 医护人员　患者　洁污分流
115. 每周　每周
116. 24 小时　术前 30 分钟
117. $65cm^2$　$129cm^2$
118. 回收　清洗　检查　包装　灭菌　储存　发放　使用
119. 头下型　头颈型　经颈型　转子间　转子下
120. 腹股沟韧带　腹直肌外侧缘

第三章　选择题

一、基础护理选择题（单选题）

1. 外科手消毒设施中洗手用水的水温建议控制在

A. 28～30℃　B. 30～35℃

C. 32～38℃　D. 35～38℃

2. 外科手消毒时，手消液应揉搓至上臂

A. 上1/3　B. 下1/3

C. 上2/3　D. 下2/3

3. 下列不是外科手消毒原则的是

A. 外科手消毒的水龙头开关采用非手触式

B. 干手物品常用无菌巾，一人一用

C. 外科手消毒设施应配备计时装置

D. 洗手池上方不必张贴外科洗手流程

4. 外科手消毒时应保持流动水由（　）流向肘部

A. 指尖　B. 指缝

C. 手背　D. 肘部

5. 轻度缺氧时，血气分析 PaO_2 指标为

A. 80～100mmHg　B. 80～100mmHg

C. 50～70mmHg　D. 40～59mmHg

6. 手卫生是指

A. 医务人员洗手　B. 卫生手消毒

C. 外科手消毒　D. 以上都是

7. 手术开始前应提前（　）开始刷手

A. 1小时　B. 2小时

C. 30～45分钟　D. 15～30分钟

8. 无菌手术衣无菌区域不包括

A. 肩以下　B. 两袖子　C. 腰以上　D. 背部

9. 医护人员六步洗手法中，揉搓双手的时间至少为

A. 10秒　B. 15秒　C. 30秒　D. 60秒

10. 洗手池应设在手术间附近，（　）个手术间宜配置1个洗手池

A. 1～2　B. 2～4　C. 4～5　D. 5～6

11. 以下属于洗手池要求的是

A. 洗手池大小、高低合适　　B. 有防溅设施、管道不裸露

C. 应每日清洁和消毒　　D. 以上都是

12. 外科手消毒的消毒剂的即刻杀菌和（　）被认为是最重要的

A. 气味芬芳　　B. 皮肤耐受性好

C. 持久活性　　D. 刺激性低

13. 外科手消毒的目的

A. 清除或杀灭手表面暂居菌

B. 抑制手术过程中手表面微生物的生长、减少手部皮肤细菌的释放

C. 防止病原微生物在医务人员和患者之间的传播

D. 以上都是

14. 无菌技术是指在医疗、护理操作中，防止（　）侵入人体和防止无菌物品、无菌区域被污染的操作技术

A. 一切微生物　　B. 病原微生物　　C. 致病微生物　　D. 暂居菌

15. 消毒是指杀灭或清除传播媒介上（　），使其达到无害化的处理

A. 一切微生物　　B. 病原微生物　　C. 致病微生物　　D. 长居菌

16. 已打开过而未被污染的无菌包，其有效的使用时间为

A. 4 小时　　B. 8 小时　　C. 12 小时　　D. 16 小时

17. 手术室器械最常用的灭菌方法为

A. 戊二醛浸泡法　　B. 低温等离子灭菌

C. 高压蒸汽灭菌法　　D. 紫外线照射灭菌法

18. 环氧乙烷消毒时长为

A. 10 小时　　B. 12 小时　　C. 14 小时　　D. 16 小时

19. 高压灭菌时，布类包装使用包装灭菌指示胶带密封不少于

A. 1 格　　B. 2 格　　C. 3 格　　D. 4 格

20. 医用无纺布包装的无菌物品有效期为

A. 3 个月　　B. 180 天　　C. 1 年　　D. 30 天

21. 巡回护士协助医生/护士穿手术衣时，下列错误的是

A. 穿衣时，两臂举过肩方便巡回护士穿衣但不可向左右伸展

B. 不要让手术衣触及地面、周围的人或物，若不慎接触或污染应立即更换

C. 巡回护士向后拉衣领、衣袖时，双手均不可触及手术衣外面

D. 穿手术衣必须在手术间进行，四周有足够的空间，穿衣者面向无菌区

22. 手术部位皮肤消毒，可清除手术切口处及其周围皮肤上的（　），并抑制长居菌的移动，最大限度的减少手术部位相关感染

A. 一切微生物　　B. 病原微生物　　C. 致病微生物　　D. 暂居菌

23. 皮肤消毒剂指能杀灭传播媒介上的（　），使其达到无害化要求，将其消灭于人体之外，切断传染病的传播途径，达到控制传染病的目的

A. 一切微生物　B. 病原微生物　C. 致病微生物　D. 暂居菌

24. 引起手术部位感染最常见的微生物是

A. 金黄色葡萄球菌　B. 链球菌

C. 大肠埃希菌　D. 铜绿假单胞菌

25. 无菌物品柜、架应距地面

A. ≥5cm　B. ≥10cm　C. ≥20～25cm　D. ≥30cm

26. 无菌物品柜、架应距天花板

A. ≥50cm　B. ≥10cm　C. ≥20～25cm　D. ≥30cm

27. 物品柜、架应距墙壁

A. ≥5cm　B. ≥10cm　C. ≥20～25cm　D. ≥30cm

28. 传递镊子时，应

A. 捏住镊子尖端，闭合开口，尖端向下

B. 捏住镊子尖端，打开开口，尖端向下

C. 捏住镊子柄部，闭合开口，尖端向下

D. 捏住镊子柄部，打开开口，尖端向下

29. 手术过程中器械传递方法，下列错误的是

A. 弯钳、弯剪之类应将弯曲部向上

B. 做到主动迅速，传递无误

C. 手术刀传递时应刀锋冲下

D. 传递持针器时，针尖端向手心，针弧朝背缝线搭在手背或握在手心中

30. 管钳带线传递法时用止血钳纵向夹紧结扎线一端

A. 2mm　B. 6mm　C. 8mm　D. 10mm

31. 无触式传递常用于（　）的传递方法

A. 持针器　B. 止血钳　C. 拉钩　D. 手术刀

32. 手术刀片传递法为

A. 尖端向术者　B. 手持刀背，刀刃面向下

C. 呈垂直传递　D. 弯盘传递

33. 关于钝性分离，下列错误的是

A. 用刀柄分离　B. 用花生米分离

C. 用止血钳分离　D. 用刀片分离

34. 皮肤烧伤、腐蚀或创伤患者，手术区皮肤消毒前先用（　）进行冲洗

A. 过氧化氢　B. 75% 酒精　C. 生理盐水　D. 蒸馏水

35. 手术切口巾距离手术切口（ ）以内铺置

A. 2～3cm B. 3～4cm C. 4～5cm D. 5～6cm

36. 不属于铺置无菌台目的的是

A. 使用无菌单建立无菌区域

B. 最大限度地减少微生物由非无菌区域转移至无菌区域

C. 加强手术器械的管理、降低手术部位感染

D. 划分隔离区域

37. 不符合手术无菌要求的是

A. 切口周围铺巾4～6层

B. 无菌单垂缘30cm以上

C. 缝针别在无菌单上，防止丢失

D. 器械落于无菌台下边即视为污染

38. 移动无菌器械台时，以下说法错误的是

A. 观察周围环境，避免污染

B. 器械护士不能接触台缘平面以下区域

C. 巡回护士可触及下垂的手术铺单

D. 缓慢平移，防止液体外溅

39. 关于手术部位消毒以下说法错误的是

A. 由清洁区向相对不清洁区稍用力消毒

B. 消毒范围应超过手术切口周围15cm的区域、关节手术消毒范围，超过上一个或下一个关节

C. 已经接触污染部位的纱球，不得再返擦清洁处

D. 肛门、会阴处手术，涂擦顺序由切口中心向周围涂擦

40. 肛门、会阴部手术消毒，采用（ ）消毒方式

A. 环形或螺旋形消毒 B. 平行性或叠瓦性消毒

C. 离心性消毒 D. 向心性消毒

41. 常用于清洁切口皮肤的消毒方式是

A. 环形或螺旋形消毒 B. 离心性消毒

C. 平行性或叠瓦性消毒 D. 向心性消毒

42. 常用于小术野的消毒方式是

A. 环形或螺旋形消毒 B. 平行性或叠瓦性消毒

C. 离心性消毒 D. 向心性消毒

43. 常用于大术野的消毒方式是

A. 环形或螺旋形消毒 B. 平行性或叠瓦性消毒

C. 离心性消毒 D. 向心性消毒

44. 手术医生铺完切口巾后

A. 直接铺其他层次的无菌单

B. 再次进行外科手消毒，穿无菌手术衣，戴无菌手套后再铺其他层次无菌单

C. 再次进行外科手消毒后再铺其他层次的无菌单

D. 再次进行外科手消毒后，戴无菌手套后再铺其他层次的无菌单

45. 腰椎手术的消毒范围是

A. 上至两腋窝连线，下过臀部，两侧至腋前线

B. 上至两腋窝连线，下过臀部，两侧至腋中线

C. 上至两腋窝连线，下过骶尾部，两侧至腋前线

D. 上至两腋窝连线，下过骶尾部，两侧至腋中线

46. 乳房手术的消毒范围是

A. 前至对侧锁骨中线，后至腋后线，上过锁骨及上臂，下过脐平行线

B. 前至对侧腋前线，后至腋后线，上过锁骨及上臂，下过脐平行线

C. 前至对侧锁骨中线，后至腋中线，上过锁骨及上臂，下过脐平行线

D. 前至对侧锁骨中线，后至腋后线，上过锁骨及下臂，下过脐平行线

47. 胸科侧卧位的消毒范围是

A. 前后过正中线，上肩及上臂上1/3，下过肋缘

B. 前后过正中线，上肩及上臂上1/3，下过肋缘；包括同侧腋窝

C. 前后过正中线，上肩及上臂上1/3，下过脐

D. 前后过正中线，上肩及上臂上1/3，下过脐；包括同侧腋窝

48. 上腹部手术消毒范围是

A. 乳头至耻骨联合平面，两侧至腋中线

B. 乳头至耻骨联合平面，两侧至腋后线

C. 乳头至脐平行线，两侧至腋中线

D. 乳头至脐平行线，两侧至腋后线

49. 颈前部手术消毒范围是

A. 上至下唇、下至乳头、两侧至斜方肌后缘

B. 上至下颌、下至乳头、两侧至斜方肌前缘

C. 上至下唇、下至乳头、两侧至斜方肌前缘

D. 上至下颌、下至乳头、两侧至斜方肌后缘

50. 锁骨手术消毒范围是

A. 上至颈部上缘，下至上臂上1/3处和乳头上缘、两侧过腋前线

B. 上至颈部上缘，下至上臂下1/3处和乳头上缘、两侧过腋中线

C. 上至颈部上缘，下至上臂下1/3处和乳头上缘、两侧过腋前线

D. 上至颈部上缘，下至上臂上1/3处和乳头上缘、两侧过腋中线

51. 髋关节手术消毒范围是

A. 前后过正中线、上至乳头，患肢远端至踝关节上方，健侧远端至膝关节

B. 前后过正中线、上至剑突，患肢远端至踝关节上方，健侧远端至膝关节

C. 前后过正中线、上至剑突，患肢远端至膝关节上方，健侧远端至膝关节

D. 前后过正中线、上至剑突，患肢远端至踝关节上方，健侧远端至踝关节

52. 手术野皮肤消毒错误的是

A. 胸部手术皮肤消毒范围（侧卧位）：前后过中线，上至锁骨及上臂上1/3，下过肋缘，包括患侧腋窝

B. 会阴部手术皮肤消毒范围：耻骨联合、肛门周围及臀、大腿上1/3内侧

C. 肾脏手术皮肤消毒范围：前后过中线，上至乳头平齐，下至腹股沟

D. 腰椎手术皮肤消毒范围：上至两腋窝连线，下过臀区，两侧至腋中线

53. 手术铺巾原则错误的是

A. 铺无菌单时，距离切口2～3cm，悬垂至床缘30cm以上，至少4层

B. 无菌单一旦放下不可以移动

C. 腹部治疗巾顺序为先下方，再对侧，后头侧，最后同侧

D. 手术野消毒的医生，铺第一层治疗巾

54. 铺无菌巾下垂应超过手术床边

A. 30cm　　B. 20cm　　C. 40cm　　D. 60cm

55. 手术患者皮肤消毒范围是以切口为中心

A. 15～20cm　　B. 20cm　　C. 15cm　　D. 5cm

56. 手术区域的无菌布单覆盖正确的是

A. 4层　　B. 4～6层　　C. 3～6层　　D. 5层

57. 四肢手术消毒范围是

A. 切口为中心，向外消毒10cm

B. 切口为中心，上下各超过1个关节

C. 切口为中心，向外消毒15cm

D. 切口为中心，向上超过1个关节

58. 下列关于手术区皮肤消毒原则错误的是

A. 由清洁区向相对不清洁区稍用力消毒。如清洁手术，一般以拟定的切口区为中心向周围涂擦

B. 消毒范围应该超过切口周围15cm的区域

C. 关节手术消毒范围是超过切口15cm

D. 如为污染手术，则涂擦顺序由手术区周围向切口中心涂擦

59. 无菌切口的消毒顺序是

A. 自下而上　　B. 自上而下

C. 切口向四周　　D. 由四周向切口

60. 以下可以用碘酊消毒的是

A. 颜面部　　B. 供皮部　　C. 脐部　　D. 阴囊部

61. 植入物和植入性手术器械应该在（　）方可使用

A. 灭菌后应在生物监测合格后　　B. 灭菌后

C. 浸泡消毒后　　D. 以上都对

62. 植入物是指放置于外科操作造成的体腔中或者生理存在的体腔中可植入型物品，存留时间为

A. ≥30 天　　B. ≥45 天　　C. ≥60 天　　D. ≥90 天

63. 被乙肝、艾滋病患者使用后的诊疗器械、器具及物品的处理原则是

A. 先消毒后清洗　　B. 先清洗后消毒

C. 先灭菌后清洗　　D. 先清洗后灭菌

64. 关于乙肝大三阳和小三阳说法正确的是

A. 表面抗原、e 抗原、核心抗体阳性为大三阳；表面抗原、e 抗体、核心抗体阳性为小三阳

B. 表面抗原、e 抗原、核心抗体阳性为小三阳；表面抗原、e 抗体、核心抗体阳性为大三阳

C. 表面抗原、e 抗体、核心抗体阳性为大三阳；表面抗原、e 抗体、核心抗体阳性为小三阳

D. 表面抗原、e 抗体、e 抗原阳性为小三阳；表面抗原、e 抗体、核心抗体阳性为大三阳

65. 腹股沟和阴囊手术消毒范围是

A. 上到乳头、下至大腿上 1/3，两侧至腋中线

B. 上到剑突、下至大腿上 1/3，两侧至腋中线

C. 上到耻骨联合、下至大腿上 1/3，两侧至腋中线

D. 上到脐平行线、下至大腿上 1/3，两侧至腋中线

66. 关于仰卧位低血压综合征的说法正确的是

A. 改变体位时，上述症状即减轻或消失

B. 出现恶心、呕吐、胸闷、面色苍白

C. 患者回心血量减少，心排血量减少

D. 以上均是

67. 临床表现为肿胀、运动受限、血管损伤和严重疼痛、感觉丧失的病理状态为

A. 仰卧位低血压综合征　　B. 骨筋膜室综合征

C. 甲状腺手术体位综合征　　D. 压力性损伤

68. 关于甲状腺手术体位综合征，说法正确的是
   A. 由于颈神经根及椎动脉受压而引起的一系列临床表现
   B. 多发生于颈部极度后仰的情况下
   C. 患者表现为术中不适、烦躁不安，甚至呼吸困难
   D. 以上均正确
69. 头低脚高仰卧位时，根据手术部位调节手术床至适宜的倾斜角度，一般头低脚高、头板调高、左倾或右倾应分别为
   A. 10°～20°，15°，10°～15°　　B. 15°～20°，15°，10°～20°
   C. 15°～30°，15°，15°～20°　　D. 15°～30°，30°，15°～20°
70. 人字分腿仰卧位时，骶尾部超出手术床背板与腿板折叠处约（　），双下肢分开不超过（　）
   A. 5cm，60°　　B. 5cm，90°
   C. 10cm，60°　　D. 10cm，90°
71. 手术中安放仰卧位时上肢远端关节（　）近端关节
   A. 低于　　B. 水平　　C. 高于　　D. 外展
72. 以下关于手术体位安置，错误的是
   A. 安置体位时，避免患者直接接触金属
   B. 为防止患者坠床，约束带应尽量固定紧
   C. 对于高凝状态患者，遵医嘱使用防血栓设备
   D. 对非手术部位，在不影响手术的情况下，至少应当每隔 2 小时调整受压部位
73. 关于头颈仰伸卧位，下列说法正确的是
   A. 可以利用体位垫摆放，也可以利用手术床调节
   B. 体位垫摆放时肩下置肩垫，颈下垫肩垫，头后仰，保持头颈中立位
   C. 手术床调节时头部置头枕，先将手术床调至头高脚低位，再按需降低头板形成颈伸位
   D. 以上都对
74. 压力性损伤高风险的患者，对非手术部位，在不影响手术的情况下，至少每隔（　）调整受压部位一次
   A. 3 小时　　B. 2 小时　　C. 4 小时　　D. 5 小时
75. 避免臂丛神经损伤，错误的是
   A. 仰卧位上肢外展不超过 90°
   B. 侧卧位前臂屈曲呈抱球状
   C. 侧卧位健侧上肢远端关节低于近端关节
   D. 侧卧位健侧上肢远端关节高于近端关节

76. 行椎管穿刺麻醉时，患者体位摆放应
A. 侧卧位，双腿伸直
B. 侧卧位，头尽量后仰
C. 俯卧位，双手抱膝
D. 侧卧位，屈曲双手抱膝，大腿贴近腹壁，头尽量向胸部屈曲

77. 妊娠晚期孕妇在仰卧位时需摆置（ ），以预防仰卧位低血压综合征的发生
A. 右侧卧　　B. 左侧卧
C. 截石位　　D. 膝胸卧位

78. 孕妇仰卧位低血压综合征是因为增大的子宫压迫了
A. 下腔静脉　　B. 髂内静脉
C. 髂外静脉　　D. 髂总静脉

79. 妊娠晚期，孕妇在仰卧位时，增大的子宫压迫下腔静脉及腹主动脉，容易发生的并发症是
A. 低血压　　B. 低血糖
C. 仰卧位低血压综合征　　D. 妊娠期高血压疾病

80. 泌尿外科后腹腔镜肾切除术的患者，术中应采取的体位是
A. 仰卧位　　B. 侧卧位上腿伸直下腿弯曲
C. 侧卧位上腿弯曲下腿伸直　　D. 头高足低位

81. 摆放侧卧位时，错误的是
A. 患侧上肢屈曲呈抱球状置于可调节托手架上，远端关节稍低于近端关节
B. 患侧上肢屈曲呈抱球状置于可调节托手架上，远端关节稍高于近端关节
C. 下侧上肢外展于托手板上，远端关节稍高于近端关节
D. 腹侧用固定挡板支持耻骨联合

82. 仰卧位易受压部位包括
A. 枕部、肩胛部、肘部、脊椎体隆突处、骶尾部、足跟部
B. 耳郭、肩峰、髋部、膝关节内外侧、内外踝部
C. 面部、肩部、女性乳房、男性生殖器、膝部、足尖
D. 肩部、健侧胸部、髋部、内外踝部

83. 俯卧位易受压部位包括
A. 枕部、肩胛部、肘部、脊椎体隆突处、骶尾部、足跟部
B. 耳郭、肩峰、髋部、膝关节内外侧、内外踝部
C. 面部、肩部、女性乳房、男性生殖器、膝部、足尖
D. 肩部、健侧胸部、髋部、内外踝部

84. 侧卧位摆放中，错误的是
A. 手术部位对准手术床背板与腿板折叠处

B. 双下肢屈曲约45°错开放置，下侧在前，上侧在后

C. 患者侧卧，腰下置腰垫

D. 双下肢屈曲约45°错开放置，上侧在前，下侧在后

85. 侧卧位时，背侧用固定挡板固定的部位是

A. 肩胛部　　B. 胸部　　C. 腰部　　D. 骶尾部

86. 侧卧位时，腹侧用固定挡板固定的部位是

A. 髂骨　　B. 耻骨

C. 腹部　　D. 耻骨联合

87. 关于仰卧位的摆放，说法错误的是

A. 肩关节外展不超过90°，以免损伤臂丛神经

B. 膝下垫膝枕，膝关节上至少5cm处用约束带固定

C. 上肢掌心朝向身体两侧，远端关节略低于近端关节

D. 头部置头枕并处于中立，高度适宜

88. 关于膝胸卧位说法正确的是

A. 用于腰背部手术治疗

B. 患者两腿稍分开，膝、胸部和小腿面贴于床

C. 大腿紧贴手术床，防止坠床

D. 双臂向下，放于身体两侧

89. 关于头低脚高仰卧位摆放，说法错误的是

A. 手术床头低脚高一般不超过30°，防止眼部水肿等

B. 肩档距离颈部以能侧向放入一手为宜

C. 床头板可调高15°

D. 肩部不需要肩托固定，躯体不会下滑

90. 安置45°侧卧位时，上侧上肢稍微抬高，避免肘关节过度屈曲或上举，防止

A. 损伤桡、尺神经　　B. 血运不畅

C. 关节僵硬　　D. 腋神经损伤

91. 手术患者发生空气栓塞时，应采取的卧位是

A. 头低足高右侧卧位　　B. 头高足低左侧卧位

C. 头低足高左侧卧位　　D. 头高足低右侧卧位

92. 关于侧卧位手术，下列说法错误的是

A. 使用于颞部、食管、髋关节等部位的手术

B. 肩关节外展不超过90°，两肩连线和手术台大于90°

C. 头下置头枕，高度平下侧肩宽

D. 腹侧用固定挡板支持耻骨联合

93. 最易引起腓总神经损伤的是

A. 平卧位　　B. 截石位　　C. 坐卧位　　D. 俯卧位

94. 下列关于骨科俯卧位的摆放，不符合要求的是

A. 注意头架固定牢靠，锁紧每个关节

B. 男性患者注意会阴，防止压伤

C. 女性患者防止乳房压伤

D. 防止骶尾部压伤

95. 下列不符合手术体位摆放原则的是

A. 防止肢体受压　　B. 充分暴露手术术野

C. 远端关节低于近端关节　　D. 维持患者正常的呼吸循环功能

96. 常引起肩胛神经损伤的手术体位是

A. 平卧位　　B. 截石位　　C. 侧卧位　　D. 俯卧位

97. 关于回路负极板粘贴部位和方法不正确的是

A. 选择易于观察、肌肉血管丰富、皮肤清洁、干燥的区域

B. 距离手术切口 >15cm，距离心电图电极 >15cm

C. 负极板的长边与身体纵轴呈平行方向

D. 避免电流环路中近距离通过心电图电极和心脏

98. 负极板的粘贴要尽量靠近手术切口部位，但距离手术切口应不小于

A. 15cm　　B. 20cm　　C. 30cm　　D. 10cm

99. 为尽可能增加电外科安全，使用功率应尽量根据（　）进行设置

A. 医生要求的最大功率　　B. 满足快速止血的最大功率

C. 手术需要的最低功率　　D. 厂家说明书上的平均功率

100. 负极板应贴在

A. 脂肪厚的地方　　B. 肌肉丰厚的地方

C. 毛发多的地方　　D. 尽量接近切口处

101. 全麻术后患者应取

A. 坐位　　B. 屈膝卧位　　C. 去枕仰卧位　　D. 卧位

102. 下列关于高频电刀的使用方法，错误的是

A. 负极板与皮肤接触面积应足够大，接触面积小易导致灼伤

B. 负极板粘贴位置应选择易于观察、平坦、血管丰富、毛发少的地方

C. 若患者体内有金属植入物，应将负极板尽量靠近手术切口，避免电流远程通过金属植入物处

D. 尽量接近手术切口，但要超过 15cm，尽量避免电流环路中通过金属植入物、起搏器、电极片等

103. 超生刀使用禁忌不包括

A. 超生刀工作时禁用手触摸　　B. 避免长时间连续过载操作

C. 不能闭合刀头空踩脚踏板　　D. 夹持金属物品和骨头

104. 下列关于使用双极电凝错误的有

A. 根据手术部位和组织性质选择适合的电凝器械和输出功率

B. 推荐使用间断电凝，每次电凝时间约为 0.5 秒

C. 间断电凝可以重复多次

D. 避免电凝过度

105. 双极电凝推荐使用间断电凝，每次电凝时间约

A. 0.3 秒　　B. 0.4 秒　　C. 0.5 秒　　D. 0.6 秒

106. 使用双极电凝时，双极镊上焦痂应用（　）去除

A. 刀片　　B. 手术钳　　C. 湿纱布　　D. 剪刀

107. 关于负极板的选择错误的是

A. 应选用高质量双回路软质负极板

B. 选择大小合适的负极板

C. 儿童可根据体重选择适当的负极板

D. 负极板不要求无菌，所以使用前不必检查有效期

108. 回路负极板粘贴时，将回路负极板的长边（　）并与皮肤粘贴紧密

A. 与患者身体纵轴垂直　　B. 与患者切口平行

C. 与患者身体纵轴平行　　D. 可随意安放

109. 应用单极电刀时评估内容错误的是

A. 床单位保持干燥

B. 避免潜在的富氧环境

C. 去除金属饰品

D. 回路负极板粘贴离手术部位越近越好

110. 若为（　）手术，在切开肠管时，不能使用电外科设备，避免引起意外伤害

A. 肠息肉　　B. 肠肿瘤　　C. 肠穿孔　　D. 肠梗阻

111. 关于单极电刀下列说法正确的是

A. 输出功率调至最低、关闭主机电源、拔出刀笔连线、揭除回路负极板、拔出电源线

B. 关闭主机电源、输出功率调至最低、拔出刀笔连线、揭除回路负极板、拔出电源线

C. 输出功率调至最低、关闭主机电源、揭除回路负极板、拔出刀笔连线、拔出电源线

D. 关闭主机电源、拔出刀笔连线、揭除回路负极板、拔出电源线

112. 超声刀线顺其弧度保持（　）直径线圈盘绕存放

A. 10 ~ 15cm　　B. 15 ~ 20cm

C. 20 ~ 25cm　　D. 10 ~ 20cm

113. 摄像线在盘绕时内径绕圈不小于（　），采用8字法盘绕

A. 15cm　　B. 10cm

C. 可随意，原则上不打弯　　D. 18cm

114. 两个或两个以上的电路原件或电网络的输入与输出之间存在紧密配合与相互影响，并通过相互作用从一侧向另一侧传输能量的现象称为

A. 集肤效应　　B. 耦合效应

C. 热效应　　D. 烟囱效应

115. 不属于回路负极板使用优势的是

A. 降低电流密度　　B. 增加散热

C. 分散电流　　D. 增加热损伤

116. 如耳蜗植入器配有耳蜗外参照电极，选择双极模式时，工作电极必须离开耳蜗外参照电极（　）以上

A. 5cm　　B. 8cm　　C. 10cm　　D. 15cm

117. 超声刀持续工作时间过长、温度过高时，应

A. 继续工作　　B. 更换新的超声刀头

C. 在水中浸泡刀头，降低温度　　D. 以上均不对

118. 超声刀的工作原理，错误的是

A. 能量转换，电能转换为热能　　B. 超声能量和机械振荡

C. 组织内液体汽化、蛋白质氢键断裂　　D. 细胞崩解、血管闭合

119. 手术隔离技术的目的是明确手术中的（　）和手术隔离原则

A. 污染操作原则　　B. 无菌操作原则

C. 无瘤技术原则　　D. 肿瘤处理原则

120. 手术隔离技术适用于

A. 恶性肿瘤　　B. 消化道

C. 宫腔手术　　D. 以上都对

121. 下列关于手术隔离技术，操作错误的是

A. 若发现肿瘤破溃，应保护肿瘤区域。探查肿瘤结束后，操作者应更换手套后再进行手术

B. 手术人员应尽量避免挤压瘤体，尽量实施钝性分离。少用锐性分离，避免肿瘤细胞沿血管、淋巴管扩散

C. 切下来的标本应放于指定容器，置于固定区域，不可用手直接接触

D. 术中低体温能削弱巨噬细胞氧化杀伤力，加之血管收缩导致组织氧含量减少，易造成术后切口感染，因此手术中应采取综合性体温保护技术

122. 下列不是标准预防的基本特点的是

A. 防止血源性疾病的传播

B. 防止非血源性疾病的传播

C. 强调单向防护

D. 根据疾病的主要传播途径，采取相应隔离措施

123. 手术及其他治疗过程中产生的废弃的人体组织、器官属于

A. 感染性废物　　B. 病理性废物

C. 损伤性废物　　D. 化学性废物

124. 腹壁切口子宫内膜异位症主要见于（　）术后，是其手术的远期并发症之一

A. 剖宫产　　B. 输卵管切除

C. 阔韧带肌瘤剔除　　D. 子宫肌瘤剔除

125. 预防术后伤口裂开的措施不包括

A. 术前应纠正营养不良　　B. 术前应治疗贫血

C. 术中应提高缝合技术　　D. 术后应延迟拆线

126. 腹腔镜手术后早期出现恶心、呕吐的常见原因是

A. 肠麻痹　　B. 麻醉反应

C. 切口疼痛　　D. 颅压升高

127. 患者，男性，45 岁，髋关节置换术后发热，WBC 升高，最可能的原因是

A. 感染　　B. 脂肪栓塞

C. 骨筋膜室综合征　　D. 坠积性肺炎

128. 手术前无需用预防性抗生素的是

A. 皮脂腺手术　　B. 小肠梗阻

C. 先天性心脏病手术　　D. 化脓性阑尾炎手术

129. 患者，男性，32 岁，全麻术后开始呼吸有鼾声，且呼吸急促，继而出现鼻翼扇动和“三凹征”，应首先考虑

A. 呕吐物误吸　　B. 舌后坠

C. 气管导管打折　　D. 坠积性肺炎

130. 瞳孔散大的标准是瞳孔直径为

A. <2mm　　B. 2 ~ 3mm　　C. 3 ~ 4mm　　D. >5mm

131. 卷轴绷带包扎，下列错误的是

A. 被包肢体应保持功能位

B. 应从近心端开始包扎

C. 包扎时用力均匀

D. 绷带固定结应在肢体外侧避开伤口

132. 锐器伤的处理方法为

A. 流动水清洗　　B. 用碘伏消毒

C. 用酒精消毒　　D. 先由近心端向远心端挤压

133. 锐器盒管理正确的是

A. 有效期为2/3满或满48小时密闭后交予保洁人员按医疗废物管理规定处理

B. 有效期为3/4满或满48小时密闭后交予保洁人员按医疗废物管理规定处理

C. 有效期为2/3满或满72小时密闭后交予保洁人员按医疗废物管理规定处理

D. 有效期为3/4满或满72小时密闭后交予保洁人员按医疗废物管理规定处理

134. 局麻药中加入少量肾上腺素的目的是

A. 延长局麻药的作用时效　　B. 升高患者血压

C. 减少局麻药用量　　D. 对抗局麻药的过敏反应

135. 保持每小时至少（　）的尿量是休克缓解的指标

A. 10ml　　B. 20ml　　C. 30ml　　D. 40ml

136. 尿潴留患者一次放尿不应超过

A. 500ml　　B. 800ml　　C. 1000ml　　D. 1200ml

137. 过敏性休克治疗首选药物为

A. 盐酸肾上腺素　　B. 去甲肾上腺素

C. 异丙肾上腺素　　D. 去氧肾上腺素

138. 以下错误的是

A. 胶片引流用于浅部切口和渗液量较少的引流

B. 纱布引流条常用于腹腔内较短时间的引流

C. T型引流管用于胆道减压和胆总管引流

D. 双腔（或三腔）引流管多用于腹腔脓肿和胃肠、胆道或胰瘘的引流

139. 胸腔闭式引流的位置一般选择在

A. 腋中线和腋后线之间的第6~8肋间

B. 腋前线的第6~8肋间

C. 锁骨中线第2肋间

D. 锁骨中线第4肋间

140. 胃管插入长度正确的是

A. 成人40~45cm　　B. 成人40~55cm

C. 成人45~55cm　　D. 小儿30~40cm

141. 内镜下肿瘤手术，为避免“烟囱效应”应

A. 先拔穿刺器套管再放气　　B. 先放气再拔穿刺器套管

C. 无所谓先后　　D. 以上都对

142. “子宫内膜种植学说”为

A. 医源性传播　　B. 内源性传播

C. 外源性传播　　D. 以上均不对

143. 手术未进入感染炎症区，未进入呼吸道、消化道、泌尿生殖道及口咽道部位，

为（ ）切口

A. Ⅰ类 B. Ⅱ类 C. Ⅲ类 D. Ⅳ类

144. 手术进入急性炎症但未化脓区域、术中有明显污染者为（ ）切口

A. Ⅰ类 B. Ⅱ类 C. Ⅲ类 D. Ⅳ类

145. 有失活组织的陈旧创伤手术，如化脓性腹膜炎为（ ）切口

A. Ⅰ类 B. Ⅱ类 C. Ⅲ类 D. Ⅳ类

146. 化脓性阑尾炎属于（ ）切口

A. Ⅰ类 B. Ⅱ类 C. Ⅲ类 D. Ⅳ类

147. 以下哪个手术是污染手术

A. 肺叶手术 B. 疝修补术

C. 开放损伤清创术 D. 脾切除术

148. 以下属于Ⅰ类清洁切口的是

A. 呼吸道手术 B. 颅脑手术

C. 胆道手术 D. 脓肿切开引流手术

149. 以下属于Ⅱ类清洁－污染切口的是

A. 颅脑手术 B. 四肢闭合骨折手术

C. 口咽手术 D. 甲状腺手术

150. 移植手术最常见、最致命的并发症是

A. 排异反应 B. 超排异反应 C. 感染 D. 出血

151. 移植手术应安排在（ ）层流净化手术间，并严格控制室内人员数量及流动

A. 百级 B. 万级 C. 十万级 D. 百万级

152. 供体器官低温灌注液温度为

A. －2～0℃ B. 0～2℃ C. 0～4℃ D. 4～8℃

153. 供体器官置于无菌容器内，将其放入低温保温箱运送，全程维持

A. －2～0℃ B. 0～2℃ C. 0～4℃ D. 4～8℃

154. 内镜下肿瘤手术，尽量缩短 CO_2 气腹持续时间，术中调节气腹压力、流量分别为

A. ≤12mmHg，≤5L/min B. ≤14mmHg，≤5L/min

C. ≤16mmHg，≤20L/min D. ≤16mmHg，≤5L/min

155. 大量输血指（ ）内快速输入相当于受血者本身全部血容量或更多的血液

A. 6～12 小时 B. 12～24 小时

C. 24～36 小时 D. 24～48 小时

156. 低温烫伤指患者皮肤长时间接触（ ）体温的物体表面而造成的烫伤

A. 低于 B. 高于

C. 同一温度 D. 以上都不是

157. 下列部位不可以测得体核温度的是

A. 鼓膜 B. 鼻咽部 C. 膀胱 D. 口腔

158. 室温指手术间的直接环境温度，通常在

A. 21～25℃ B. 22～25℃

C. 22～26℃ D. 23～25℃

159. 手术室洁净度100级，≥0.5μm尘粒数范围在

A. 350～3500粒/m^3 B. 3500～35000粒/m^3

C. 300～350000粒/m^3 D. 35～350粒/m^3

160. 手术室护理指南中，按照人员管控要求规定每手术间参观人数不超过

A. 2人 B. 3人 C. 4人 D. 5人

161. 空气洁净度是以空气中的（ ）浓度来测量的

A. 细菌 B. 有菌物 C. 菌落 D. 微粒

162. 洁净手术室的温度要求是

A. 18～22℃ B. 22～28℃

C. 18～25℃ D. 21～25℃

163. 洁净手术间的相对湿度是

A. 40%～50% B. 40%～60%

C. 60%～80% D. 30%～50%

164. Ⅱ级手术间接台时，手术间应自净的时间是

A. 10分钟 B. 15分钟 C. 20分钟 D. 30分钟

165. 手术室按洁净程度分三个区域：限制区、半限制区、非限制区，以下不属于限制区的是

A. 手术间 B. 无菌敷料间

C. 手术间内廊及内廊辅助间 D. 护士站

166. 手术室参观者应远离手术者的距离为

A. >30cm B. >23cm C. <33cm D. <23cm

167. 参观者应服从手术室工作人员管理，严格遵守无菌制度，不得在手术间来回走动或进入非参观手术间，不得离手术台过近，应大于（ ）cm，不可站的太高，不超过（ ）cm，以免影响无菌操作及手术进行

A. 30，30 B. 30，50 C. 50，50 D. 50，30

168. 患者，男性，55岁，半年来排便次数增多，时有便意，便形变细，粪便表面附有暗红色血液，体重明显减轻，食欲差。确诊为直肠癌，备手术治疗，患者拟施行的手术为

A. 急诊手术 B. 限期手术

C. 择期手术 D. 诊断性手术

169. Ⅰ级（原百级）手术间不能用于（　）手术

A. 心脏外科　　B. 关节置换

C. 肛肠外科　　D. 器官移植

170. 硬膜外麻醉最常见的生理干扰有

A. 血压下降　　B. 呼吸抑制

C. 恶心呕吐　　D. 以上都是

171. 全身麻醉患者清醒前最危险的意外及并发症是

A. 呕吐物窒息　　B. 体温过低　　C. 坠床　　D. 脱管

172. 术中冰冻标本检查指通过冰冻切片的方法，在（　）内做出初步病理诊断的方式

A. 20 分钟　　B. 30 分钟　　C. 40 分钟　　D. 1 小时

173. 深静脉血栓好发于

A. 上肢　　B. 下肢　　C. 腹股沟　　D. 肺部

174. 下列属于低体温对机体的影响的是

A. 减少感染风险　　B. 延长药物代谢周期

C. 死亡率降低　　D. 凝血功能正常

175. 导致低体温的原因不包括

A. 手术时间长　　B. 大量输血

C. 手术间温度低　　D. 肥胖患者

176. 不是低体温的高危患者有

A. 婴幼儿　　B. 大面积烧伤

C. 中年患者　　D. 老年患者

177. 低体温降低中枢神经系统的氧耗和氧需，减少脑血流量，降低颅内压，核心温度在（　）以上不影响脑功能，（　）以下意识丧失

A. 34℃，30℃　　B. 33℃，29℃

C. 33℃，28℃　　D. 30℃，28℃

178. 低体温可导致

A. 高血糖　　B. 肾血流量增加

C. 呼吸增快　　D. 血小板功能减弱

179. 不属于围术期低体温引起的并发症的是

A. 伤口感染率下降　　B. 住院时间延长

C. 出血量增加　　D. 心律失常

180. 围术期是指

A. 患者从入院到出院

B. 患者从入院到手术结束

C. 从确定手术治疗时起，至与这次手术有关的治疗基本结束为止的一段时间
D. 患者进入手术室到出院

181. 手术室三方核查中的第一次核查应该由（ ）主持
A. 手术医生 B. 麻醉医生
C. 巡回护士 D. 器械护士

182. 关于麻醉前禁食水下列说法错误的是
A. 避免手术期间发生胃内容物的反流、呕吐或误吸而导致的窒息和吸入性肺炎
B. 减轻麻醉后由于内脏活动减弱或某些手术中牵拉刺激所引起的术后腹胀及呕吐
C. 胃肠道手术要求胃肠道腔内排空，防止胃内容物污染手术术野
D. 消除因手术或麻醉引起的不良反射，特别是迷走神经反射，抑制因激动或疼痛所引起的交感神经兴奋，以维持血流动力学的稳定

183. 自体输血的适应证错误的是
A. 异位妊娠 B. 胃癌手术
C. 髋关节置换术 D. 冠脉搭桥手术

184. 加压输血过程中应缓慢加压，压力不能超过（ ），以防加压皮囊破裂
A. 200mmHg B. 250mmHg
C. 300mmHg D. 350mmHg

185. 全血、成分血和其他血液制剂应从血库取出后（ ）分钟内输注，4 小时内输完
A. 30 B. 15 C. 20 D. 60

186. 血液离体（ ）小时后，不可用于回收式自体输血
A. 4 B. 6 C. 8 D. 12

187. 用于输注全血、成分血等其他血液制剂的输血器宜（ ）更换一次
A. 6 小时 B. 4 小时 C. 2 小时 D. 8 小时

188. 加压输血时，静脉注射针头成人不小于
A. 18G B. 20G C. 22G D. 24G

189. 加压输血时，静脉注射针头儿童不小于
A. 18G B. 20G C. 22G D. 24G

190. 输血后的储血袋，处理方法为
A. 直接放入医疗垃圾袋内 B. 放入生活垃圾袋内
C. 放在 4℃冰箱内保留 12 小时 D. 放在 4℃冰箱内保留 24 小时

191. 输血结束后，血袋留存时间
A. 4 小时 B. 12 小时 C. 24 小时 D. 48 小时

192. 输液速度过快导致急性肺水肿的特征性症状为
   A. 呼吸困难、发绀
   B. 胸闷气促，烦躁不安
   C. 心悸、恶心呕吐
   D. 呼吸困难、咳嗽、胸闷、咳粉红色泡沫样痰
193. 大出血前期可见
   A. 交替脉　　B. 缓脉　　C. 奇脉　　D. 速脉
194. 输血时最严重的不良反应是
   A. 循环超负荷　　B. 发热反应
   C. 过敏反应　　D. 溶血反应
195. 关于深静脉血栓预防，说法正确的是
   A. 仰卧位时，将患者腿部抬高，利于双下肢静脉回流，俯卧位时，避免腹部受压
   B. 截石位避免双下肢过度外展及腘窝受压
   C. 侧卧位时，使用挡板支撑耻骨联合处，避免股静脉受压
   D. 以上均正确
196. 深静脉血栓（DVT）诊断的首选方法是
   A. 彩色多普勒超声　　B. CT 成像
   C. 核磁成像　　D. 静脉造影
197. 若需固定标本时，固定液的量不少于病理标本体积的
   A. 1 倍　　B. 2～3 倍　　C. 3～5 倍　　D. 5 倍
198. 中性甲醛缓冲液标本固定液的浓度为
   A. 5%　　B. 10%　　C. 30%　　D. 20%
199. 抗生素的应用时机是手术开始前（　）小时静脉输注
   A. 0.5～1　　B. 0.5～2　　C. 1～2　　D. 2～3
200. 危急值报告不应采取（　）形式
   A. 电话　　B. 填写报告单　　C. 院内网　　D. 传真
201. 止血带放气后，如需继续使用，应恢复肢体血流
   A. 5～10 分钟　　B. 10～15 分钟
   C. 15～20 分钟　　D. 20～30 分钟
202. 无影灯照度在距离灯头玻璃表面（　）的位置处最高
   A. 500mm　　B. 600mm　　C. 800mm　　D. 1000mm
203. 止血带并发症包括
   A. 皮肤损伤　　B. 骨筋膜综合征
   C. 深静脉血栓　　D. 以上都正确

204. 松止血带时以下操作错误的是

A. 缓慢放气　B. 告知麻醉医生

C. 双侧肢体使用时应同时放气　D. 逐步进行

205. 关于加温毯的使用，以下做法错误的是

A. 严格遵守生产厂家的使用说明

B. 直接使用加温仪螺纹管给患者加温

C. 加温毯与加温设备配套使用，以免造成热损伤

D. 如超温指示灯亮起并听到提示声，不得继续使用

206. 电除颤的原理是

A. 恢复患者肺部通气

B. 恢复患者正常血流

C. 恢复患者肺部通气及血流

D. 中断折返通路，消除异位兴奋灶，恢复窦性心律

207. 室颤时采用的除颤工作模式是

A. 非同步　B. 先同步再非同步　C. 先非同步再同步　D. 同步

208. 胸外电除颤电极板分别位于

A. 胸骨左缘第二肋间及心尖区　B. 胸骨左缘第二肋间及心底区

C. 胸骨右缘第二肋间及心底区　D. 胸骨右缘第二肋间及心尖区

209. 房颤时选择除颤模式为

A. 非同步　B. 同步

C. 先同步再非同步　D. 先非同步再同步

210. 胸内除颤时电极板放置的位置是

A. 左右心室处　B. 左右心房处

C. 左心底－右心室　D. 左心底－右心房

211. 除颤过程中，暂时不用的电极板放置要求正确的是

A. 妥善放置于床边上

B. 置于潮湿环境中

C. 电极板同向放置

D. 避免电极板与患者身体接触，以免发生漏电

212. 关于公司外来跟台人员管理以下说法错误的是

A. 供应商跟台人员应相对固定，并遵照医院规定，在医政医管部门备案

B. 经过相关部门培训并考核合格后方可进入手术室

C. 供应商跟台人员经过培训考核通过可以洗手上台参与各项无菌技术操作

D. 供应商跟台禁止参与无菌技术操作

213. 关于公司外来跟台人员管理要求正确的是

A. 经过正规培训考核备案才可进入手术室

B. 公司供应商跟台人员随意更换
C. 公司供应商跟台人员协助打无菌物品
D. 公司供应商跟台人员刷手上台配合手术

214. 以下手术不需要增加一次清点次数的是
A. 二尖瓣置换　　B. 剖宫产
C. 食管癌手术　　D. 胃癌手术

215. 以下操作正确的是
A. 膝关节置换术前，洗手护士提前5分钟进行外科手消毒
B. 关闭体腔前，手术医生不用参与物品清点
C. 医生自行拿取手术器械，暂不使用的器械放在切口周围
D. 每台手术结束将清点物品清理出手术间，更换垃圾袋

216. 关于手术敷料清点，下列说法错误的是
A. 手术切口内应使用带显影标记的敷料
B. 手术中所使用的敷料可根据手术情况进行裁剪，及时供应需求
C. 体腔或深部组织手术中使用有带子的敷料时，带子应暴露在切口外面
D. 清点纱布、纱条、纱垫时应展开，并检查其完整性及显影标记

217. 关于清点意外情况的处理，说法错误的是
A. 物品数目及完整性清点有误时，立即告知手术医生共同寻找缺失部分或物品
B. 若找到手术中缺失的部分和物品时，洗手护士与巡回护士应确认其完整性，妥善保管
C. 若手术中丢失物品，不需要告知术者，洗手护士进行查找即可
D. 若手术中丢失物品，采取各种手段仍未找到，应立即报告主刀医生及护士长，X线辅助确认不在患者体内，需主刀医生、巡回护士和洗手护士共同签字、存档

218. 关于手术清点，下列说法错误的是
A. 清点时机：手术开始前、关闭体腔前、关闭体腔后、手术结束
B. 同步唱点原则：清点人应同时清晰说出清点物品的名称、数目及完整性
C. 逐项即刻记录原则：每清点一项物品，巡回护士即刻将物品的名称和数目准确记录在物品清点单上
D. 原位清点原则：第一次清点及术中追加需清点的无菌物品时，器械护士将物品摆放好通知巡回护士清点，无误后方可使用

219. 手术室交接班，交班者与接班者交接内容不正确的是
A. 患者诊断、麻醉方式、手术名称、术中情况
B. 输液及静脉穿刺部位情况、输血、用药量、出血量、尿量

C. 病区带来的物品、皮肤情况及护理等内容

D. 共同按照手术器械明细单的内容逐一清点核对

220. 关于缝合线的选择原则错误的是

A. 凡愈合迅速的组织，特别是不应留有异物的部位应使用可吸收性缝合线，比如胆道、泌尿道

B. 愈合缓慢及缝合线过早吸收可发生危险后果的组织，应选用非吸收性缝合线，比如：筋膜、软骨、支气管

C. 整容效果的伤口，应选用单股纤维缝合线，如尼龙聚丙烯线

D. 对可能污染或已经污染的伤口应选用多股纤维缝合线或吸收性缝合线

221. 缝合线的作用是

A. 提供组织再生时所需适当张力，促使组织再生及复原

B. 结扎血管，用以止血

C. 减少疤痕生成

D. 以上都是

222. 接台手术患者进入手术间，巡回护士发现垃圾桶里有两块纱布（上一台手术用），此时处理方法为

A. 不予处理，反正本手术小，使用纱布少

B. 立刻清理出手术间，更换垃圾袋

C. 巡回护士记录一下纱布数量，等本手术结束一起清理

D. 以上都不可行

223. 根据手术安排原则，以下应排在首台的手术是

A. 阑尾切除术　　B. 胃大部分切除术

C. 直肠癌根治术　　D. 甲状腺部分切除术

224. 以下关于环氧乙烷气体灭菌解析时间正确的是

A. 50℃时解析时间至少为 16 小时　　B. 50℃时解析时间至少为 8 小时

C. 60℃时解析时间至少为 8 小时　　D. 60℃时解析时间至少为 6 小时

225. 下列属于半限制区的是

A. 手术间　　B. 污物通道　　C. 更衣室　　D. 护士站

226. 下列属于限制区的是

A. 洁净区走廊　　B. 手术室内库房区

C. 标本间　　D. 缓冲间

227. 手术间最少自净时间正确的是

A. Ⅰ级（原百级）10 分钟　　B. Ⅱ、Ⅲ级（原万级）30 分钟

C. Ⅳ级（原十万级）30 分钟　　D. Ⅱ、Ⅲ级（原万级）15 分钟

228. 低度环境风险区域清洁频率为

A. 1～2 次/日　　B. 2～3 次/日　　C. 4～4 次/日　　D. 随时

229. 仪器设备间属于（ ）区域
A. 低度环境污染风险
B. 中度环境污染风险
C. 高度环境污染风险
D. 高频接触污染

230. 患者等候区属于（ ）区域
A. 低度环境污染风险
B. 中度环境污染风险
C. 高度环境污染风险
D. 高频接触污染

231. 手术间属于（ ）区域
A. 低度环境污染风险
B. 中度环境污染风险
C. 高度环境污染风险
D. 高频接触污染

232. 下列属于低度环境风险区域的是
A. 无菌物品存放间
B. 标本间
C. 走廊
D. 恢复室

233. 下列属于中度环境污染区域的是
A. 库房
B. 药品间
C. 手术间
D. 手术患者出入门口

234. 下列属于高度环境污染区域的是
A. 手术间
B. 办公室
C. 库房
D. 生活区域

235. 低度环境污染风险区域环境清洁等级为
A. 清洁级
B. 卫生级
C. 消毒级
D. 整洁级

236. 中度环境污染风险区域环境清洁等级为
A. 清洁级
B. 卫生级
C. 消毒级
D. 整洁级

237. 高度环境污染风险区域环境清洁等级为
A. 清洁级
B. 卫生级
C. 消毒级
D. 整洁级

238. 低度环境污染风险区域要求标准为
A. 区域环境干净，无污垢、无异味等
B. 区域内环境表面细菌菌落数≤10cfu/cm^2
C. 区域内环境表面菌落总数符合 GB15982 要求，不得检出目标微生物
D. 区域内环境表面菌落总数符合 GB15982 要求，检出目标微生物≤1

239. 高度环境污染风险区域要求标准为
A. 区域环境干净，无污垢、无异味等
B. 区域内环境表面细菌菌落数≤10cfu/cm^2
C. 区域内环境表面菌落总数符合 GB15982 要求，不得检出目标微生物
D. 区域内环境表面菌落总数符合 GB15982 要求，检出目标微生物≤1

240. 中度环境污染风险区域要求标准为
A. 区域环境干净，无污垢、无异味等
B. 区域内环境表面细菌菌落数≤10cfu/cm^2
C. 区域内环境表面菌落总数符合 GB15982 要求，不得检出目标微生物
D. 区域内环境表面菌落总数符合 GB15982 要求，检出目标微生物≤1

241. 中度环境污染风险区域（　），区域内环境表面细菌菌落数
A. 1～2 次/天，≤5cfu/cm^2　　B. 2～3 次/天，≤10cfu/cm^2
C. 2～3 次/天，≤5cfu/cm^2　　D. 3～4 次/天，≤10cfu/cm^2

242. 每日手术结束或感染手术结束后进行环境表面彻底清洁/消毒的是
A. 常规清洁/消毒　　B. 终末清洁/消毒
C. 标准清洁/消毒　　D. 随时清洁/消毒

243. 对手术患者的体液、血液、排泄物、分泌物等造成的环境表面的污染所开展的及时清洁/消毒过程称之为
A. 常规清洁/消毒　　B. 终末清洁/消毒
C. 标准清洁/消毒　　D. 随时清洁/消毒

244. 消除环境表面有机物、无机物和可见污染物的过程称之为
A. 日常卫生打扫　　B. 常规清洁
C. 环境表面清洁　　D. 标准日常打扫

245. 手术过程中被患者的身体、手术人员的手频繁接触的环境表面称之为
A. 物体表面　　B. 接触表面
C. 高频接触表面　　D. 正常接触表面

246. 携带病原微生物具有引发感染性疾病传播危险的医疗废物是
A. 病理性废物　　B. 感染性废物
C. 损伤性废物　　D. 化学性废物

247. 诊疗过程中产生的人体废物和医学实验动物尸体，归为
A. 病理性废物　　B. 感染性废物
C. 损伤性废物　　D. 化学性废物

248. 能够刺伤或者割伤人体的废弃的医用锐器统称为
A. 病理性废物　　B. 感染性废物
C. 损伤性废物　　D. 化学性废物

249. 过期、淘汰、变质或者被污染的废弃的药品统称为
A. 化学性废物　　B. 药物性废物
C. 病理性废物　　D. 损伤性废物

250. 具有毒性、腐蚀性、易燃易爆性的废弃的物品统称为
A. 化学性废物　　B. 药物性废物

C. 病理性废物 D. 损伤性废物

251. 含有放射性核素或者被放射性核素污染，其放射性核素浓度或者比活度大于国家确定的清洁解控水平。预期不能再使用的废弃物称为
A. 化学性废物 B. 药物性废物
C. 感染性废物 D. 放射性废物

252. 抢救时口头医嘱应
A. 复述确认再执行 B. 立即执行
C. 需补充书面医嘱再执行 D. 以上均不可

253. 手术中急抢救空安瓿应
A. 立即丢弃 B. 保留至手术结束
C. 核对后丢弃 D. 以上均不对

254. 大量输入库存血后容易出现
A. 碱中毒和低血钾 B. 碱中毒和高血钾
C. 酸中毒和低血钾 D. 酸中毒和高血钾

255. 核对手术患者身份时最少采用（ ）以上方法
A. 一种 B. 两种
C. 三种 D. 四种

256. 压疮评分为高危患者，（ ）评估 1 次；评分为极高危患者，（ ）评估 1 次
A. 每周；每日 B. 每周；每班
C. 每日；每日 D. 每日；每班

257. 表皮和部分真皮缺损，表现为完整的或开放/破溃的血清性水泡，也可表现为一个浅表开放的粉红色创面，周围无坏死组织的溃疡。此压力性损伤属
A. Ⅰ期 B. Ⅱ期 C. Ⅲ期 D. Ⅳ期

258. Ⅱ期压疮炎性浸润期已侵犯到
A. 真皮层 B. 表皮层 C. 皮下脂肪 D. 肌肉

259. 关于压疮表现描述错误的是
A. Ⅰ期压疮出现压之不变白的红斑，皮肤完整
B. Ⅱ期部分皮肤缺失或全层皮肤缺失
C. Ⅲ期全层皮肤缺失
D. Ⅳ期全层皮肤和组织缺失

260. 全层皮肤缺失，可见皮下脂肪和肉芽组织伤口边缘卷边（上皮内卷）现象，但肌肉、肌腱和骨骼尚未暴露或不可探及，伤口可能存在坏死组织或腐肉、潜行或窦道。此压力性损伤属（ ）期
A. Ⅰ期 B. Ⅱ期 C. Ⅲ期 D. Ⅳ期

261. 全层皮肤组织缺失，伴有肌肉、肌腱和骨骼的外露，伤口床可能会部分覆盖

腐肉或焦痂，常伴有潜行或窦道。此压力性损伤属（ ）期

A. Ⅰ期　B. Ⅱ期　C. Ⅲ期　D. Ⅳ期

262. Ⅰ期压疮的局部处理错误的是

A. 局部按摩，增加血液循环

B. 积极治疗，去除相关病因

C. 改善受压部位的微循环

D. 用生理盐水清洁受压部位的皮肤

263. Ⅲ、Ⅳ期压疮的处理错误的是

A. 彻底清创、去除坏死组织，降低感染机会

B. 用生理盐水清洗伤口及周围皮肤，只去除残留在伤口上的表皮破损组织

C. 根据伤口有无坏死组织及感染，伤口周围皮肤状况，正确合理选择敷料

D. 重点对伤口局部做出评估

264. 禁用密闭型敷料的是

A. 创面基底为黄色腐肉，渗出液较多时

B. 创面有潜行且渗液少时

C. 创口肉芽组织已填满，伤口变浅时

D. 创面感染严重时

265. 护士需对入院患者（ ）小时内完成压疮风险首次评估

A. 2　B. 4　C. 6　D. 8

266. 压疮评估≥10 分，为高危患者，应挂（ ）醒目“防止压疮”标识

A. 红色　B. 橘色　C. 黄色　D. 蓝色

267. 侧卧位时避免髂前上棘压疮发生的最佳角度是

A. 15°　B. 30°　C. 45°　D. 60°

268. 某患者左侧偏瘫，以下预防压疮的措施描述正确的是

A. 每天请家属查看其皮肤是否破溃

B. 使用翻身枕，每 2 小时翻身一次

C. 让其保持左侧卧位

D. 平卧时抬高床头≥30°

269. 长期坐轮椅的患者，建议每隔（ ）抬起臀部进行一次减压，每次维持（ ）

A. 1.5～2 小时　5～10 分钟　B. 1～1.5 小时　5～10 分钟

C. 15～30 分钟　15～30 秒　D. 0.5～1 小时　2～3 分钟

270. 在皮肤上应用各类粘贴敷料，撕脱敷料时应遵循的原则是

A. 0°撕脱，0°移除　B. 0°撕脱，180°移除

C. 180°撕脱，180°移除　D. 180°撕脱，0°移除

271. 预防压力性损伤，关于安放平卧位说法错误的是

A. 双手自然放松放于身体两侧，可保持肩关节稍微外展，手指弯曲或蜷缩

B. 维持头部、颈部与脊椎呈一直线

C. 抬高足跟的软枕或泡沫垫应沿小腿全长垫起，保持膝关节略屈曲

D. 大腿自然伸直，避免髋关节过度外旋

272. 对于卧床患者，床头抬高角度限制于（ ）内

A. 10° B. 20 ° C. 30° D. 40°

273. 硬膜外麻醉术后患者去枕平卧位的目的是

A. 有利于脑部血液循环 B. 防止脑水肿

C. 预防颅内压降低引起头痛 D. 减轻头晕

274. 压疮的院内会诊，急会诊（ ）小时内完成，大会诊（ ）小时内完成

A. 1，24 B. 1，48 C. 2，24 D. 2，48

275. 压疮形成的主要原因为

A. 全身营养不良 B. 年老体弱

C. 理化刺激 D. 局部长期受压

276. 持续心电监测的患者，为防止皮肤损伤，电极片更换的频率为

A. 每班 B. 每天

C. 24 ~48 小时 D. 48 ~72 小时

277. 男性患者导尿时，使阴茎与腹壁呈 60°的目的是

A. 顺利通过尿道 3 个狭窄处 B. 使耻骨下弯消失

C. 使耻骨上弯消失 D. 使耻骨前弯消失

278. 仰卧位最易发生压疮的部位是

A. 肩胛部 B. 骶尾部 C. 肘部 D. 耳郭

279. 预防压疮的关键是

A. 消除诱因 B. 合理安排治疗

C. 高热量饮食 D. 合理使用气垫床

280. 下列与压疮无关的因素是

A. 局部组织长期受压 B. 缺少运动

C. 血液循环障碍 D. 局部持续缺血

281. 以下不是压疮形成的相关因素是

A. 剪切力，摩擦力，压力 B. 潮度，湿度

C. 应激，负性心理 D. 皮肤因素

282. 静脉炎 3 级的临床表现是

A. 输液部位疼痛伴有发红和（或）水肿，条索样物形成，可摸到条索样静脉

B. 输液部位疼痛伴有发红和（或）水肿

C. 输液部位疼痛伴有发红和（或）水泡

D. 输液部位疼痛伴有发红和（或）水肿，条索样物形成，可触及的条索样物 >2.5cm，有脓液流出

283. 关于无针输液针头更换频率，下列说法正确的是

A. 输液针头从原输液装置上移除，可以消毒后再继续使用

B. 在输液装置内直接采集血培养

C. 输液接头被污染，或可疑污染应及时予以更换

D. 输液接头中有血液或药物残留，应及时冲管

284. 封管方法，下列正确的是

A. 负压接头：脉冲式冲管，至注射器内剩余 1～2ml 液体时，先夹闭封管夹，再移除注射器

B. 负压接头：脉冲式冲管，至注射器内剩余 0.5～1ml 液体时，先移除注射器，再夹闭封管夹

C. 正压接头：脉冲式冲管，至注射器内剩余 1～2ml 液体时，先移除注射器，再夹闭封管夹

D. 正压接头：脉冲式冲管，至注射器内剩余 0.5～1ml 液体时，先移除注射器，再夹闭封管夹

285. 无针输液接头更换的频率是（　），如有必要，及时更换

A. 24 小时　　B. 48 小时　　C. 72 小时　　D. 96 小时

286. 中心静脉通路，应至少（　）评估一次

A. 每日　　B. 每班　　C. 每周　　D. 每月

287. 留置针穿刺时，要求药物渗透压为小于

A. 600mOsm/L　　B. 700mOsm/L

C. 800mOsm/L　　D. 900mOsm/L

288. 无针输液接头更换频率的间隔应小于

A. 48 小时　　B. 72 小时　　C. 96 小时　　D. 24 小时

289. PICC 禁止使用小于（　）注射器冲管、给药，不可暴力冲管，以免损害导管

A. 1ml　　B. 2ml　　C. 5ml　　D. 10ml

290. PICC 治疗间歇期，应（　）进行 PICC 维护一次

A. 每周　　B. 每月　　C. 每日　　D. 每季度

291. 静脉炎 4 级症状为

A. 输液部位发红，伴有或不伴有疼痛

B. 输液部位疼痛发红或水肿

C. 输液部位疼痛伴有发红或水肿，条索样物形成，可摸到条索样静脉

D. 输液部位疼痛伴有发红或水肿，条索样物形成，可触及条索样物 >2.5cm，有脓液流出

292. 血浆渗透压为

A. 280～310mOsm/L B. 300～410mOsm/L

C. 380～450mOsm/L D. 250～350mOsm/L

293. 因静脉粗、直，且静脉瓣少，故首选穿刺静脉为

A. 手背 B. 前臂 C. 肘部 D. 关节

294. PICC、CVC、PCV 肝素液配制浓度为

A. 5 单位/ml B. 15 单位/ml

C. 10 单位/ml D. 20 单位/ml

295. 输注肠外营养液、脂质液、血制品时，应至少（ ）更换一次输液接头

A. 立即 B. 8 小时 C. 24 小时 D. 96 小时

296. 下列导致化学性静脉炎的是

A. 静脉穿刺时，消毒液未充分待干，经穿刺点进入血管，引起的静脉炎

B. 未严格执行无菌操作，导致的静脉炎

C. 反复、多次、暴力穿刺血管导致的静脉炎

D. 选择导管外径过粗，引起的静脉炎

297. 关于静脉炎的处理措施错误的是

A. 外周静脉置管部位发生静脉炎应立即拔除

B. 血栓性静脉炎遵医嘱溶栓，并进行抗凝治疗

C. 局部使用水胶体敷料

D. 发生静脉炎的肢体平放

298. 防止液体外渗和渗出的预防措施错误的是

A. 满足临床治疗的情况下，选用管径小、长度短、管腔少的导管

B. 避免在下肢、关节、静脉回流有障碍的肢体进行穿刺

C. 避免在同一根血管的相同部位反复穿刺

D. 输入药物前，无须回抽血，可以直接用药

299. 液体外渗和渗出处理措施正确的是

A. 发生液体外渗和渗出：静脉通路暂不拔除，连接无菌注射器，回抽液体，尽可能将渗出的液体吸出

B. 发生液体外渗和渗出时：静脉通路暂不拔除，回抽不到液体时，冲洗血管通路装置

C. 拔除静脉通路后，按压该部位

D. 发疱剂及刺激性药液外渗后，可以继续在该肢体的远端留置导管

300. 关于外周静脉通路的评估，错误的是

A. 输注发疱剂时，每小时或更高的评估频次

B. 新生儿和儿童输注液体时，每小时进行评估

C. 重症患者、感觉/认知能力缺失患者输注液体时，每1～2小时进行评估
D. 输注非发疱剂、非刺激性药物，每班评估一次

二、基础护理选择题（多选题）

1. 输血不良反应包括
A. 发热反应
B. 过敏反应
C. 溶血反应
D. 大量快速输血引起的并发症：手足抽搐、出血倾向、血压下降、心率缓慢、心室颤动、甚至发生心跳停止
E. 低体温反应

2. 跌倒高危需关注的患者有
A. 意识模糊和定向力障碍的患者
B. 伴有定向力障碍或痴呆的老年患者
C. 全身无力者
D. 其他疾病患者
E. 儿科患者

3. 查对的内容有
A. 医嘱内容与执行时间、方式的一致
B. 药物浓度、剂量的准确
C. 物品消毒灭菌的时效
D. 血液及制品与患者的匹配
E. 手术方式、部位与患者的正确

4. 凡血袋有下列情况之一，一律不得领取的有
A. 标签破损、字迹不清
B. 血袋有破损、漏血
C. 血液中有明显凝块
D. 血浆呈乳糜状
E. 血浆呈暗灰色

5. 健康教育的形式包括
A. 特异性指导
B. 集体讲解
C. 公休座谈会
D. 视听教材
E. 一对一讲解

6. 查对时间指的是为患者进行任何操作的（　）进行
A. 操作前
B. 操作中
C. 如有疑问，先进行操作，之后及时查清
D. 操作后
E. 以上都不正确

7. 关于不良事件，下列说法正确的是
A. 发生护理不良事件后，当事人立即报告主管医生和护士长，采取补救措施
B. 发生不良事件后的各种有关记录不得擅自涂改、销毁

C. 造成不良事件的药品、标本、器械均应妥善保管，以备鉴定
D. 当事人提出整改措施
E. 抢救结束后6小时内据实补记

8. 关于洗手的时机，下列说法正确的有
A. 处理药物后或配餐前
B. 接触患者周围环境及物品后
C. 进行无菌操作、接触清洁物品、无菌物品之前
D. 穿脱隔离衣后，摘手套后
E. 接触患者黏膜、破损皮肤或伤口前后，接触患者的血液、体液、分泌物、排泄物、伤口辅料之后

9. 以下针对外周静脉通路的评估，遵循的原则正确的有
A. 输注发疱剂时，至少每小时或更高的评估频次
B. 新生儿和儿童在输注液体时，应每小时进行评估
C. 重症患者、感觉/认知能力缺失患者、解剖位置高风险患者在输注液体时，应每1~2小时进行评估
D. 输注非刺激性、非发疱剂类药物，应至少每4小时评估一次
E. 输注非刺激性、非发疱剂类药物，应至少每2小时评估一次

10. 预防压力性损伤采取的减压措施有
A. 对不能自行翻身的患者，应至少2小时翻身一次。协助患者翻身或搬动患者时，避免拖、拉、拽等动作。侧卧位时尽量选择45°侧卧位
B. 足跟的减压措施：应将垫枕沿小腿全长垫起，充分抬高足跟
C. 合理使用气垫床、减压垫、翻身垫、软垫，受压部位应避免使用各类垫圈
D. 合理使用压疮辅料，预防剪切力及压力对皮肤的损害，应首选泡沫类辅料进行减压
E. 指导患者坐轮椅时，应每15~30分钟减压15~30秒，每小时减压60秒

11. 大量快速输血易引起的并发症包括
A. 手足抽搐　　B. 出血倾向
C. 血压下降　　D. 心率缓慢
E. 心室纤颤甚至呼吸暂停

12. 患者皮肤粘贴各类减压敷料应注意
A. 粘贴时，遵循无张力黏贴的原则，避免皮肤出现张力性水泡
B. 撕脱时，遵循0°撕脱，180°移除的原则，避免出现皮肤损伤
C. 撕脱时，遵循180撕脱，180°移除的原则，防止出现皮肤损伤
D. 在皮肤上固定各类管理时，应多贴胶布，以免管理滑脱
E. 在皮肤上固定各类管路时，应采取高举平台法，避免出现皮肤压力性损伤

13. 优质护理服务的目标为

A. 患者满意　　B. 护士满意

C. 家属满意　　D. 社会满意

E. 政府满意

14. 心肺复苏的并发症包括

A. 肋骨骨折　　B. 损伤性血、气胸

C. 心脏创伤　　D. 胃、肝、脾破裂

E. 栓塞

15. 下列情况建议使用水凝胶敷料的有

A. 对于浅表轻度渗出的压疮，可使用水凝胶敷料

B. 在干燥的伤口床治疗中可使用水凝胶敷料，使伤口处保持湿润

C. 对于疼痛的压疮，可使用水凝胶敷料

D. 对于没有深度、边界不清晰和（或）敷料容易脱落的身体部位的压疮，可使用水凝胶片状敷料

E. 对于深度、边界清晰和（或）敷料容易脱落的身体部位的压疮，可使用无定形水凝胶敷

16. 输血过程中如果发生溶血反应，常见的临床表现为

A. 头胀痛　　B. 四肢麻木、胸闷

C. 腰背剧烈疼痛　　D. 黄疸

E. 血红蛋白尿

17. 密闭式静脉输液常见的并发症有

A. 静脉炎　　B. 导管堵塞

C. 空气栓塞　　D. 输液反应

E. 急性肺水肿

18. 手术室静脉输液前的准备工作包括

A. 检查药物的有效期和配伍禁忌　　B. 核对患者身份

C. 评估患者的静脉状况和血管条件　　D. 准备输液器材和急救药品

E. 核对医嘱单

19. 撕除输液贴膜的原则为

A. 180°移除　　B. 180°撕脱

C. 0°撕脱　　D. 90°移除

E. 随便撕

20. 以下护理不良事件防范措施正确的是

A. 护士长收集本科室不良事件，每月上报护理部

B. 提高风险意识，加强细节、环节管理

C. 规范护理文书，提供有用信息

D. 没有对患者造成严重伤害，可以补救的不用上报

E. 完善沟通机制，正确执行医嘱

21. 静脉输液的并发症有

A. 静脉炎、输液反应　　B. 神经损伤

C. 急性肺水肿　　D. 渗出或外渗

E. 导管阻塞、空气栓塞

22. 引起压疮等外源性因素包括

A. 压力　　B. 剪切力

C. 摩擦力　　D. 低蛋白血症

E. 运动能力减退

23. 预防压疮的注意事项包括

A. 感觉障碍者避免使用热水袋

B. 不能使用橡胶圈状物

C. 预防压力剪切力对皮肤等损害，应选择泡沫敷料进行减压

D. 侧卧位时可选择 90°侧卧位

E. 合理指导患者高营养饮食

24. 发生压疮的高危人群是

A. 肥胖者　　B. 老年人

C. 大小便失禁者　　D. 发热患者

E. 疼痛强迫体位患者

25. 皮肤营养状况评估包括

A. 皮肤弹性　　B. 颜色

C. 温度　　E. 感觉

F. 触觉

26. 下列预防压疮措施正确的是

A. 昏迷、瘫痪患者每日翻身 2～3 次　　B. 高蛋白饮食

C. 保持床单位清洁干燥整洁　　D. 骨突出予以保护

E. 坐轮椅患者应每小时减压 60 秒

27. 在压疮分期中，可能存在潜行和窦道的是

A. 不可分期　　B. Ⅰ期压疮

C. Ⅱ期压疮　　D. Ⅲ期压疮

E. Ⅳ期压疮

28. 以下哪些措施有助于预防压疮

A. 使用压力分布均匀的床垫　　B. 保持皮肤清洁和干燥

C. 定时变换体位

D. 加强营养支持

E. 按摩压红部位皮肤

29. 关于皮肤护理描述正确的是

A. 保持局部皮肤湿润是经济有益的皮肤护理措施

B. 可以对受压部位按摩

C. 保持皮肤清洁有利于预防压疮

D. 对于失禁状态患者，可使用含酒精皮肤保护剂，促进局部皮肤保持干燥

E. 粘贴敷料时遵循无张力原则

30. 使用（ ）来评估皮肤是否可变白或不可变白

A. 目测法

B. 指压法

C. 透明压板法

D. 触诊法

E. 按压法

31. 关于压疮治疗的伤口敷料，以下说法正确的有

A. 每次更换敷料时不必评估压疮情况

B. 保护压疮周围皮肤

C. 护理规划应该对常规敷料贴敷时间做出指导，同时规划在必要条件下临时更换敷料

D. 每次更换敷料时，不需要完全去除所有伤口敷料

E. 考虑使用银离子敷料处理临床未感染的压疮

32. PICC 维护，以下说法正确的有

A. 酒精消毒时，应以穿刺点为中心消毒，不用避开穿刺点及导管

B. 揭除原有旧敷料时，应使用 0°角撕脱，180°角移除

C. 碘伏消毒范围应小于酒精消毒范围

D. 应以 U 型或 S/L 型进行导管摆放，避免与上次位置重复

E. 标注导管名称、换药日期、操作者姓名

33. 关于输液港健康教育内容，以下说法正确的有

A. 治疗间歇期，应至少每 4 周维护一次

B. 保持局部皮肤清洁干燥，观察周围皮肤有无发红、肿胀、灼热感、疼痛等炎性反应

C. 不影响从事一般日常活动，家务劳动，轻松运动

D. 避免使用同侧手臂提过重物品，过度活动

E. 避免重力撞击输液港部位

34. 留置针输液期间应做到

A. 关注输液速度

B. 关注局部有无不适

C. 指导患者穿刺侧肢体不应过度抬高

D. 输液结束后避免局部潮湿

E. 指导患者关注穿刺部位敷料情况，出现松动、卷边等情况，应及时通知护士

35. 发生机械性静脉炎的原因有

A. 反复穿刺血管

B. 未避开关节部位

C. 敷料固定方法不牢固

D. 导管型号选择过大

E. 护士操作技术不熟练

36. 合理选择适宜的静脉通路，以下说法正确的有

A. 合理评估输入药液的性质

B. 根据患者的治疗需求、血管条件，合理的选择留置针型号和长度

C. 避免下肢、关节处，以及静脉血流可能有障碍的肢体

D. 避免在同一根血管的相同部位反复穿刺

E. 合理应用可视化技术，提高穿刺成功率

37. 静脉炎分为

A. 机械性静脉炎

B. 细菌性静脉炎

C. 血栓性静脉炎

D. 化学性静脉炎

E. 物理性静脉炎

38. 留置 PICC 的患者，应给予指导患者正确健康教育，以下内容正确的是

A. 可从事一般的日常活动、家务劳动、体育锻炼

B. 避免使用 PICC 一侧手臂提过重的物品

C. 可以做引体向上、托举哑铃等负重锻炼

D. 不可进行游泳、打球等过度摆动上肢的运动

E. 留置期间可以进行盆浴、泡浴

39. PICC 出现异常情况，以下说法正确的是

A. 导管断裂或破损，立即重新修剪导管后，拍胸片检查，以判断导管前端位置

B. 在输液过程中，出现漏液情况，不用停止输液

C. 穿刺点出现渗血，应立即给予更换敷料，以免引起局部感染

D. PICC 置管侧手臂出现肿胀、疼痛等症状，应警惕血栓的发生

E. 导管脱出体外时，应立即将脱出部分送回体内

40. 关于输液港，以下说法正确的是

A. 用于输注各种药物

B. 补充液体

C. 营养支持

D. 输全血或成分血

E. 可用于血标本采集

41. 关于留置针的使用，以下说法正确的是

A. 原则上满足治疗需要的前提下，尽量选择型号小的留置针

B. 应选择安全型留置针

C. 在患者治疗完成情况下尽早拔除多余留置针

D. 留置针留置期间，应每日观察局部情况

E. 首次穿刺不成功，同一留置针可进行二次穿刺

42. 导尿的注意事项，以下正确的是

A. 严格执行无菌操作

B. 插导尿管时动作缓慢轻柔

C. 女性患者导尿时尿管误入阴道，应拔出后重新插入

D. 尿袋高度不可高于膀胱

E. 导尿管插入越长越好

43. 为女性患者导尿时，符合无菌操作原则的是

A. 打开导尿包后，先戴无菌手套，再铺孔巾

B. 戴上无菌手套后，确保手套不被污染，再进行后续操作

C. 插尿管前，检查尿管球囊是否漏液

D. 插尿管过程中，尿管污染，略做消毒再插

E. 留取前段尿液 15ml 做细菌培养

44. 有创血压的意义为

A. 可以实现连续动脉内血压监测，能够及时、准确地了解血压的变化

B. 压力大小和波形可反映心排出量、外周血管阻力和血管内容量等状态

C. 适用于进行长时间、复杂、预计术中失血量较多患者

D. 常用的可供经皮穿刺置管的位置包括：桡动脉、肱动脉、足背动脉

E. 全麻手术都需要动脉穿刺

45. 血气分析的值都包括

A. 氧分压（PaO_2），80 ~ 100mmHg

B. 二氧化碳分压（$PaCO_2$），35 ~ 45mmHg

C. pH 值，7.3 ~ 7.45

D. 标准碳酸氢盐（SB），22 ~ 27mmol/L

E. 动脉血氧饱和度（SPO_2），95% ~ 98%

46. 手术按照急缓程度可分为

A. 择期手术　　B. 急诊手术

C. 限时手术　　D. 限期手术

E. 开放手术

47. 二氧化碳气腹引起高碳酸血症和酸碱平衡紊乱与（　）有关

A. 气腹压力　　B. 二氧化碳经腹膜吸收入血

C. 二氧化碳蓄积作用　　D. 手术时间长

E. 二氧化碳流量

48. 腹腔镜手术的无瘤原则，贯彻于手术的全过程具体体现在
A. 肿瘤不可挤压原则
B. 肿瘤的隔离原则
C. 肿瘤的锐性解剖原则
D. 减少肿瘤细胞污染原则
E. 肿瘤整块切除原则

参考答案

一、基础护理选择题（单选题）

1. C	2. B	3. D	4. A	5. C	6. D	7. D	8. D	9. B	10. B
11. D	12. C	13. D	14. A	15. B	16. A	17. C	18. B	19. C	20. D
21. A	22. D	23. B	24. A	25. C	26. A	27. A	28. A	29. C	30. A
31. D	32. D	33. D	34. C	35. A	36. D	37. C	38. C	39. D	40. D
41. B	42. A	43. B	44. B	45. B	46. A	47. B	48. D	49. C	50. D
51. B	52. C	53. B	54. A	55. C	56. B	57. B	58. C	59. C	60. C
61. A	62. A	63. A	64. A	65. D	66. D	67. B	68. D	69. C	70. B
71. C	72. B	73. D	74. B	75. C	76. D	77. B	78. A	79. C	80. B
81. B	82. A	83. C	84. D	85. D	86. D	87. C	88. B	89. D	90. A
91. A	92. B	93. B	94. D	95. C	96. C	97. C	98. A	99. C	100. B
101. C	102. C	103. D	104. B	105. C	106. C	107. D	108. A	109. D	110. D
111. A	112. B	113. A	114. B	115. D	116. C	117. C	118. A	119. B	120. D
121. B	122. D	123. B	124. A	125. D	126. B	127. A	128. A	129. B	130. D
131. B	132. D	133. B	134. A	135. C	136. C	137. A	138. B	139. A	140. C
141. B	142. A	143. A	144C	145. D	146. C	147. C	148. B	149. C	150. C
151. A	152. C	153. C	153. B	155. B	156. B	157. D	158. A	159. A	160. B
161. D	162. D	163. B	164. B	165. D	166. A	167. B	168. B	169. C	170. D
171. A	172. B	173. B	174. B	175. D	176. C	177. C	178. A	179. A	180. C
181. A	182. D	183. B	184. C	185. A	186. B	187. B	188. B	189. C	190. D
191. C	192. D	193. D	194. D	195. D	196. A	197. C	198. B	199. A	200. A
201. B	202. D	203. D	204. C	205. B	206. D	207. A	208. D	209. B	210. A
211. D	212. C	213. A	214. D	215. D	216. B	217. C	218. D	219D	220. D
221. D	222. B	223. D	224. C	225. D	226. A	227. C	228. A	229. A	230. B
231. C	232. A	233. D	234. A	235. A	236. B	237. C	238. A	239. C	240. B
241. B	242. B	243. D	244. C	245. C	246. B	247. A	248. C	249. B	250. A
251. D	252. A	253. B	254. D	255. B	256. D	257. B	258. A	259. B	260. C
261. D	262. A	263. B	264. D	265. D	266. C	267. B	268. B	269. C	270. B
271. A	272. C	273. C	274. D	275. D	276D	277. D	278. B	279. A	280. B

281. C　282. A　283. C　284. D　285. D　286. A　287. D　288. C　289. D　290. A
291. D　292. A　293. B　294. C　295. C　296. A　297. D　298. D　299. A　300. D

二、基础护理选择题（多选题）

1. ABCD　2. ABCDE　3. ABCDE　4. ABCDE　5. ABCDE　6. ABD
7. ABCE　8. BCE　9. ABCD　10. BCDE　11. ABCDE　12. ABE
13. ADE　14. ABCDE　15. ABCDE　16. ABCDE　17. ABCDE　18. ABCDE
19. AC　20. BCE　21. ABCDE　22. ABC　23. ABCE　24. ABCDE
25. ABCD　26. BCDE　27. DE　28. ABCD　29. ACE　30. BC
31. BC　32. BCDE　33. ABCDE　34. ABCDE　35. ABCD　36. ABCDE
37. ABCE　38. ABD　39. ACD　40. ABCDE　41. ABCD　42. ABD
43. ABC　44. ABCD　45. ABCDE　46. ABD　47. ABCDE　48. ABCDE

第四章　简答题

一、简述手术物品清点的时机及原则。
二、穿无菌手术衣注意事项有哪些?
三、输血“十三对”的核查内容有哪些?
四、简述手术体位安置原则。
五、安置侧卧位的注意事项有哪些?
六、严重贫血的患者为什么会出现心悸、气短?
七、简述低体温的原因。
八、乳腺癌根治术与乳腺癌改良根治术的切除范围有哪些?
九、简述腰麻后头痛的原因及特点。
十、简述中心静脉压的正常值及意义。
十一、麻醉期间患者呕吐的注意事项。
十二、术中手术器械传递时应注意什么?
十三、简述针刺伤后的应急处理。
十四、简述不良事件上报流程。
十五、手术隔离技术的操作要点有哪些?
十六、简述手术隔离技术中“三撤三换”的内容。
十七、简述清点意外情况的处理。
十八、体内植入起搏器的患者使用电刀的注意事项。
十九、按手术切口清洁度，可将手术切口分为几类?并举例说明。
二十、仰卧位低血压综合征的原因。
二十一、回收式自体输血禁忌证。
二十二、电动气压止血带的压力、时间为多少?
二十三、手术患者低体温的危害有哪些?
二十四、直肠癌根治术 Dixon 与 Miles 手术区别。
二十五、手术室护理的特点有哪些?

参考答案

一、简述手术物品清点的时机及原则。

1. 时机：手术开始前、关闭体腔前、关闭体腔后、缝合皮肤后。
2. 原则：双人逐项原则、同步唱点原则、逐项即刻记录原则、原位清点原则。

二、穿无菌手术衣注意事项有哪些?

1. 穿无菌手术衣必须在相应手术间进行。
2. 无菌手术衣不可触及非无菌区域，如有质疑立即更换。
3. 有破损的无菌衣或可疑污染时立即更换。
4. 巡回护士向后拉衣领时，不可触及手术衣外面。
5. 穿无菌手术衣人员必须戴好手套，方可解开腰间活结或接取腰带，未戴手套的手不可拉衣袖或触及其他部位。
6. 无菌手术衣的无菌区范围为肩以下、腰以上及两侧腋前线之间。

三、输血“十三对”的核查内容有哪些?

门急诊/病室号、床号、姓名、性别、年龄、病案号、血型、血液品种、血量、有效期、血液或血制品外观、交叉配血结果及血袋编码。

四、简述手术体位安置原则。

1. 保持人体正常的生理弯曲及生理轴线，维持各肢体、关节的生理功能体位，防止过度牵拉、扭曲及血管神经损伤。
2. 保持患者呼吸通畅、循环稳定。
3. 注意分散压力，防止局部长时间受压、保护患者皮肤完整性。
4. 正确约束患者，松紧度适宜（以能容纳一指为宜），维持体位稳定，防止术中移位、坠床。

五、安置侧卧位的注意事项有哪些?

1. 头枕高度平下侧肩宽。
2. 肩关节外展≤90°，两肩连线和手术台成90°。
3. 双上肢抱球状。
4. 腋下距肩峰10cm处垫胸垫。
5. 腹侧挡板，支持耻骨联合，挡板避免压迫腹股沟。
6. 双下肢约45°，成跑步姿态前后放置，两腿间放支撑垫，小腿用约束带固定，松紧适宜。
7. 保护骨隆突处及易受压部位（眼、耳郭、肩、胸、髋、膝、踝、男性患者生殖器）。

六、严重贫血的患者为什么会出现心悸、气短?

由于血红蛋白量和红细胞数减少，携氧能力降低，导致全身组织器官的缺氧。机体对这种缺氧状态有代偿作用，就产生了贫血时各器官、系统的一系列临床表现。如心跳增快、呼吸加速，因此感到心悸、气短，并随贫血程度加重而症状逐渐明显。

七、简述低体温的原因。

1. 麻醉药物导致的体温调节障碍。

2. 手术操作导致的固有热量丢失。
3. 手术间的低温环境。
4. 静脉输注未加温的液体、血制品。
5. 手术中使用未加温的冲洗液。
6. 其他：手术前禁饮禁食、皮肤消毒、患者紧张因素的影响。
7. 新生儿、婴儿、严重创伤、大面积烧伤、虚弱、老年患者等为发生低体温的高危人群。

八、乳腺癌根治术与乳腺癌改良根治术的切除范围有哪些？

1. 乳腺癌根治术：切除整个乳房，包括癌肿周围直径5cm的皮肤及脂肪组织；切除胸大肌、胸小肌及其筋膜；切除同侧腋窝淋巴结和锁骨下淋巴结及其脂肪。
2. 乳腺癌改良根治术：单纯乳房切除及同侧腋窝淋巴结及脂肪组织的切除，保留胸大肌。

九、简述腰麻后头痛的原因及特点。

主要因腰椎穿刺时刺破硬脊膜和蛛网膜，致使脑脊液流失，颅内压下降，颅内血管扩张刺激所致。术后第一次抬头或起床活动时出现，位于枕部、顶部或颞部，呈搏动性。抬头或坐起时加重，常伴耳鸣、畏光，偶伴听力或视觉障碍。

十、简述中心静脉压的正常值及意义。

1. 中心静脉压的正常值8～12cm H_2O。
2. 意义：低于5cm H_2O，提示有效循环血量不足，应快速补充血容量；高于15～20cm H_2O，提示血容量过多或心排血量明显减少，有发生肺水肿的危险，应减少输液量，酌情快速给予洋地黄制剂等措施。

十一、麻醉期间患者呕吐的注意事项。

1. 详细了解患者禁食情况。
2. 一旦发生呕吐，首先保持呼吸道通畅，立即去枕头偏一侧，并将头部放低预防误吸。
3. 备好吸引器，吸净口腔内食物及分泌物。

十二、术中手术器械传递时应注意什么？

1. 速度要快、方法要准、器械要对，术中接过器械后不需要调整方向即可使用。
2. 传递器械力度要适中，达到提醒术中的注意力为度。
3. 根据手术部位，及时调换手术器械。
4. 器械护士要及时收回切口周围器械，避免堆积，防止掉地。
5. 传递器械时，有弧度的弯侧向上，有手柄的朝向术者，单面器械垂直传递。
6. 锐器弯盘传递。

十三、简述针刺伤后的应急处理。

“一挤二洗三消毒四上报”

1. 由近心端向远心端进行挤压，尽可能挤出损伤处的血液，再用肥皂（皂液）和流动水冲洗。
2. 用75%酒精或0.5%碘伏进行消毒并包扎伤口。
3. 向科室负责人报告。
4. 及时到肝病门诊就诊，并由感染科副主任及医师给出处理意见。
5. 填写医务人员锐器伤登记表（皮肤暴露）或医务人员血液、体液暴露登记表（黏膜暴露）上交感染管理办公室。（如产生相关费用，填写费用报销申请表一并上报。）

十四、简述不良事件上报流程。

1. 立即报告主管医生和护士长，采取补救措施，避免或减少对患者身体健康的损害。
2. 护士长向科护士长、护理部报告不良事件的经过、原因、采取的措施。
3. 护理部立即进行调查、核实。
4. 护士长组织本单元全体护理人员进行讨论，提出整改措施。
5. 召开护理质量管理委员会对事件进行讨论，提交处理意见。

十五、手术隔离技术的操作要点有哪些?

1. 保护皮肤。
2. 保护切口。
3. 探查肿瘤。
4. 游离切除肿瘤。
5. 冲洗伤口。
6. 三撤三换。

十六、简述手术隔离技术中“三撤三换”的内容。

1. 三撤：撤使用过的纱布、纱垫、纱球；撤隔离盘及器械；撤托盘治疗巾。
2. 三换：医生、护士换手套；切口四周及托盘加盖治疗巾并翻转针垫治疗巾；换未接触肿瘤器械。

十七、简述清点意外情况的处理。

1. 物品数目及完整性清点有误时，立即告知手术医生共同寻找缺失的部分或物品，必要时根据物品的性质采取相应辅助手段查找，确保不遗留于患者体内。
2. 若找到缺失的部分和物品时，洗手护士与巡回护士应确认其完整性，并放于指定位置，妥善保存，以备清点时核查。
3. 如采取各种手段仍未找到，应立即报告主刀医生及护士长，X线辅助确认物品不在患者体内，需主刀医生、巡回护士和洗手护士签字、存档，按清点意外处理流程报告，填写清点意外报告表，并向上级领导汇报。

十八、体内植入起搏器的患者使用电刀的注意事项。

1. 术前应由心内科医生评估患者起搏器情况。
2. 遵医嘱根据患者对起搏器的依赖程度选择关闭起搏器或者强制启动模式。
3. 建议使用双极模式。
4. 必须使用单极模式时，回路负极板粘贴应尽量靠近工作电极，避免回路电流通过心脏及起搏器。
5. 采用最低的有效功率设置和较短的激发时间。
6. 电外科设备的导线应尽量远离起搏器，避免产生电磁效应干扰起搏器。
7. 坚强监护，严密观察患者心率、节律等变化。

十九、按手术切口清洁度，可将手术切口分为几类？并举例说明。

1. Ⅰ类（清洁）切口：指手术未进入感染炎症区，未进入呼吸道、消化道、泌尿生殖道及口咽部位，如颅脑、视觉器官、四肢躯干及不切开空腔脏器的胸、腹部手术切口，以及闭合性创伤手术符合上述条件者。
2. Ⅱ类（清洁－污染）切口：指手术进入呼吸、消化道、泌尿生殖道及口咽部位，但不伴有明显污染。例如无感染且顺利完成的胆道、胃肠道、阴道、口咽部手术。
3. Ⅲ类（污染）切口：指手术进入急性炎症但未化脓区域；开放性创伤手术；胃肠道内容有明显溢出污染；术中有明显污染者，如开胸心脏按压。
4. Ⅳ类（污秽－感染）切口：指有失活组织的陈旧创伤手术；已有临床感染或脏器穿孔的手术，如各个系统或部位的脓肿切开引流，化脓性腹膜炎等手术切口均属此类。

二十、仰卧位低血压综合征的原因。

由于妊娠晚期孕妇在仰卧时，增大的子宫压迫下腔静脉及腹主动脉，下腔静脉受压后导致全身静脉血回流不畅，回心血量减少，心排血量也就随之减少，而出现头晕、恶心、呕吐、胸闷、面色苍白、出冷汗、心跳加快及不同程度血压下降，当改变卧姿时，患者腹腔大血管受压减轻，回心血量增加，上述症状即减轻或消失的一组综合症状。

二十一、回收式自体输血禁忌证。

1. 血液离体时间超过 6 小时。
2. 怀疑流出的血液被细菌、粪便、羊水或毒液污染。
3. 怀疑流出的血液含有癌细胞。
4. 流出的血液严重溶血。

二十二、电动气压止血带的压力、时间为多少？

1. 压力：根据患者血压设定，上肢压力为患者收缩压加 50～75mmHg，下肢压力为患者收缩压加 100～150mmHg。一般标准设定值：上肢 200～250mmHg，下肢 300～350mmHg。
2. 时间：从充气开始计时，上肢不得超过 60 分钟，下肢不得超过 90 分钟，儿童下肢不得超过 75 分钟。

二十三、手术患者低体温的危害有哪些？

1. 增加伤口感染率。
2. 影响凝血功能。
3. 影响机体代谢。
4. 增加心血管并发症。
5. 延缓术后恢复。
6. 低体温可延缓住院时间。

二十四、直肠癌根治术 Dixon 与 Miles 手术区别。

1. Dixon 手术是经腹腔镜直肠癌根治，适用于高位的直肠癌，手术切除肿瘤清扫淋巴结后，近端与远端肠管进行吻合，该手术最大优点是肛门可以正常保留。
2. Miles 手术适用于低位直肠癌，手术中在切除肿瘤的同时，要切除患者肛门，否则达不到肿瘤根治的目的。

二十五、手术室护理的特点有哪些？

1. 专科性。
2. 严谨性。
3. 协作性。
4. 应急性。
5. 连续性。
6. 高风险性。
7. 服务对象特殊性。